中國近現代頤養文獻彙刊·導引攝生專輯

第二册

劉曉蕾　主編

八段錦
易筋經十二勢圖説
易筋經廿四式圖説
全圖易筋經（附八段錦）
華佗五禽戲
十二段錦

廣陵書社

八段錦

王懷琪　編纂

中國健學社

民國二十二年十一月四版

八段錦

吳縣王懷琪編

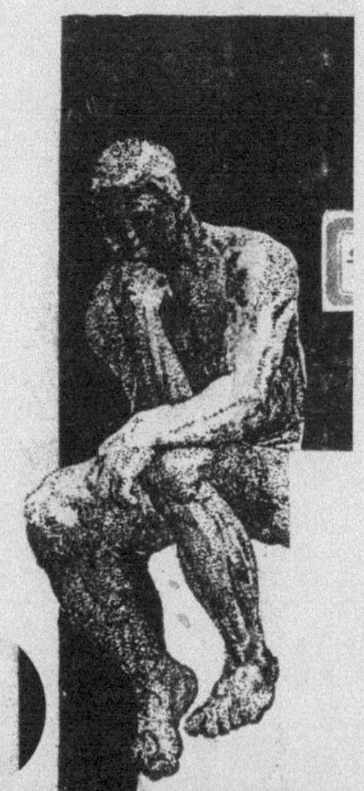

中國健學社出版

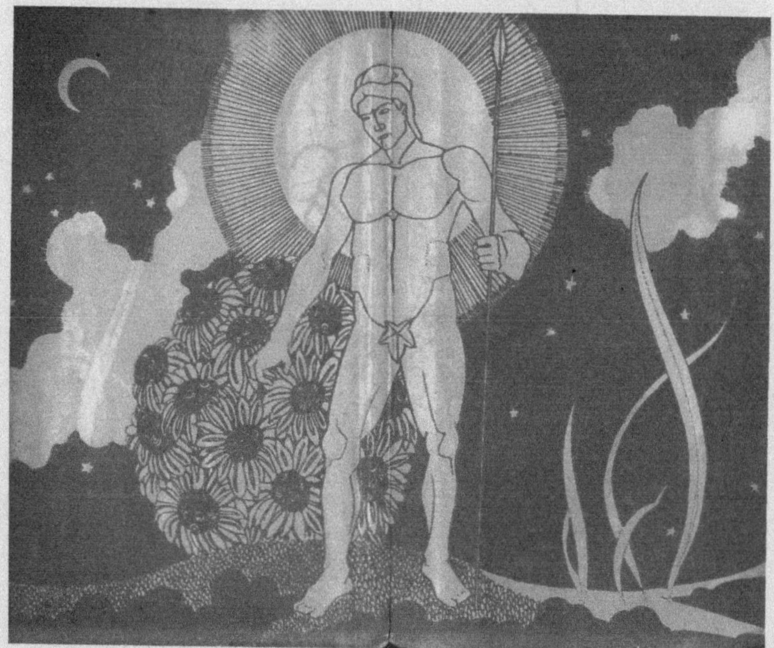

中華民國二十二年十一月四版

八段錦（全一冊）實價大洋四角
（外埠酌加運費匯費）

編纂者　吳縣　孟（印）　琪
發行者　思梅廬主人
印刷者　漢文正楷印書局
總發行所　中國健學社
寄售處　啓新書局　大東書局　作者書社　文華美術圖書公司

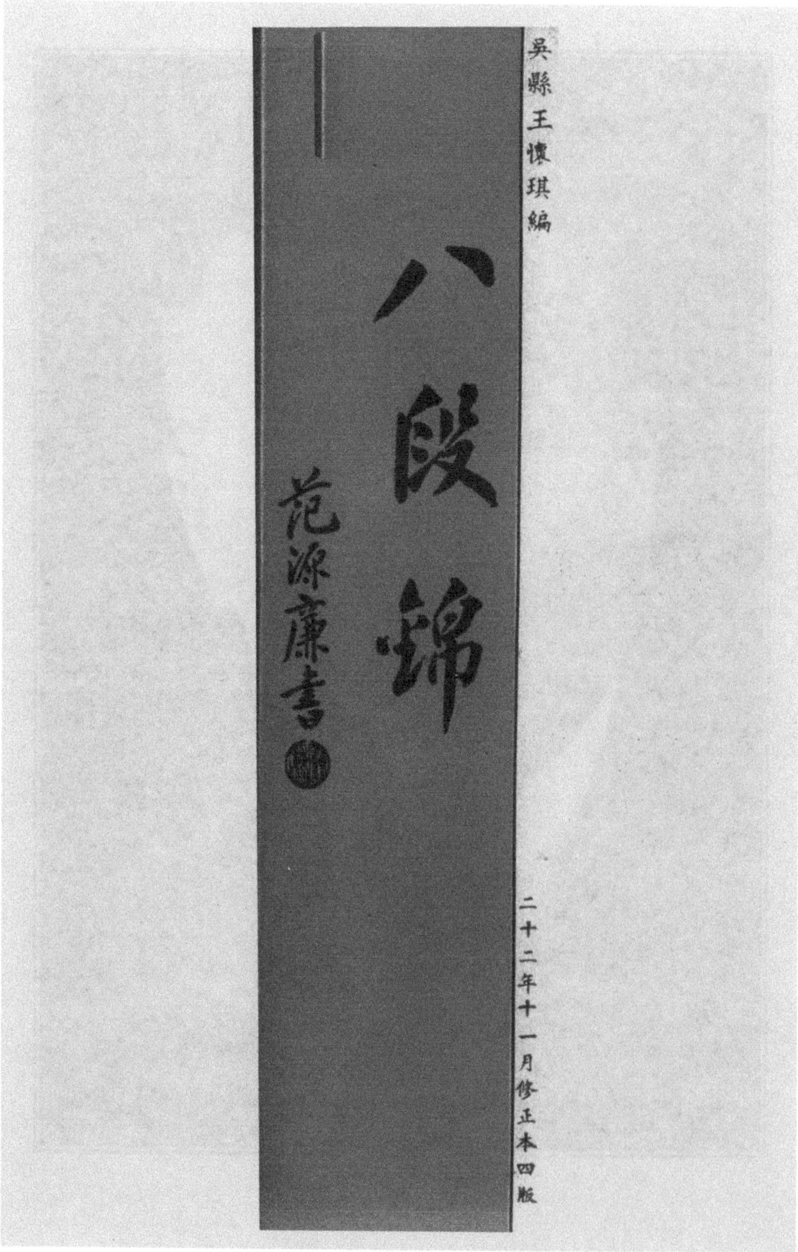
吳縣王懷琪編
八段錦
范源廉書
二十二年十一月修正本四版

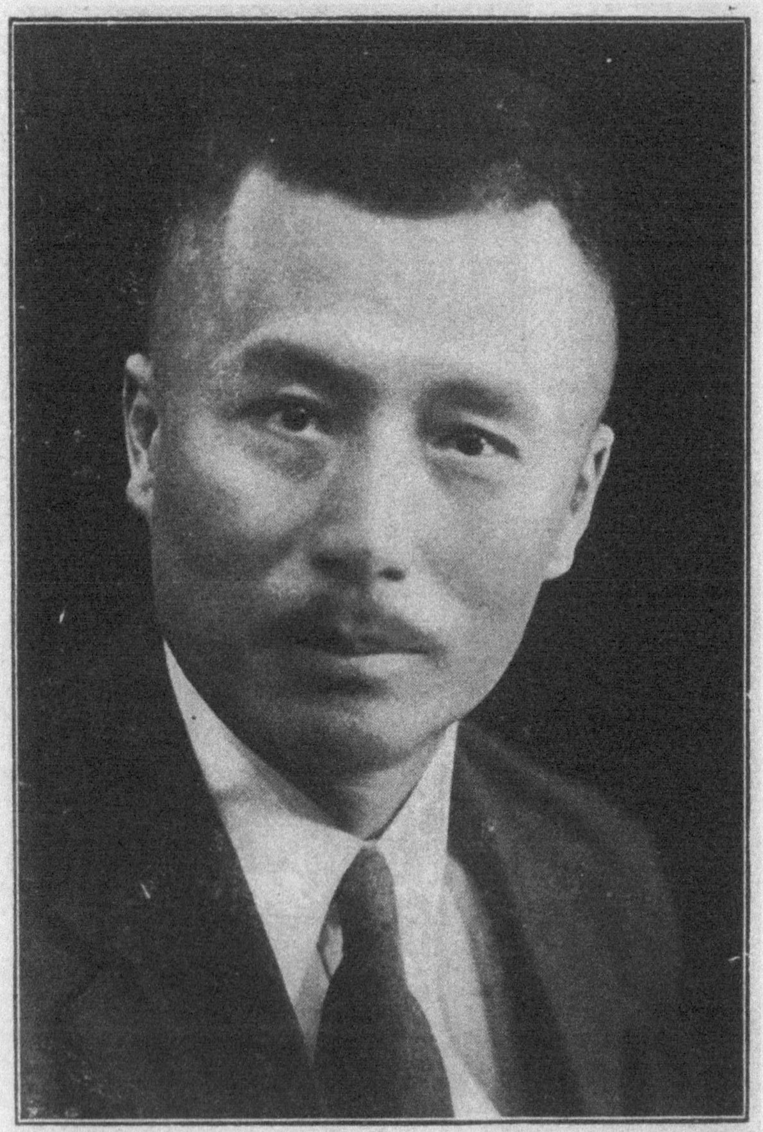

編者像

編者未研究體育時與已研究體育時之比較

八段錦圖今昔之比較

女子練習八段錦

編者未研究體育時

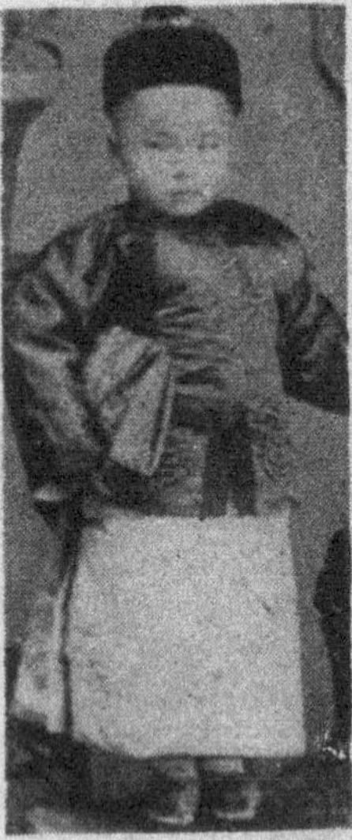

（一）初識子乎。幼童時代的編者。

民國前十三年時六歲

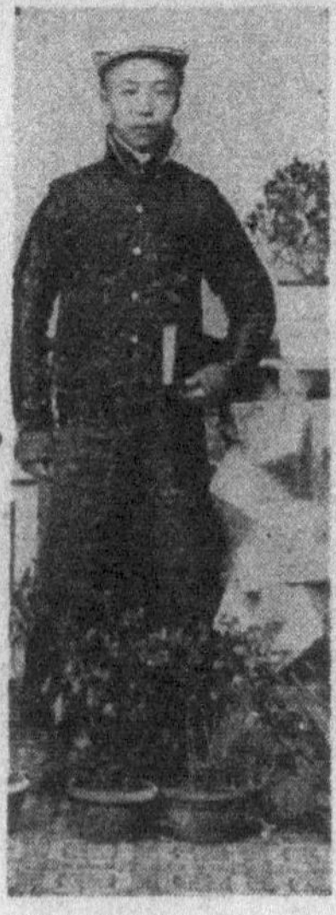

（二）身弱多病。中學生時代的編者。

民國前五年時年十四

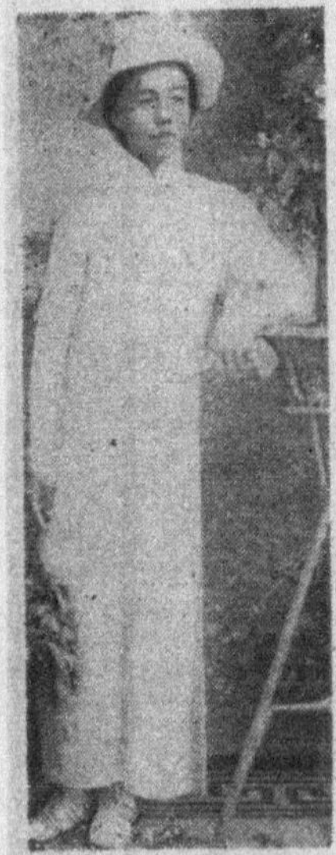

（三）文質彬彬。不知體育爲何物時代的編者。

民國前三年時年十六

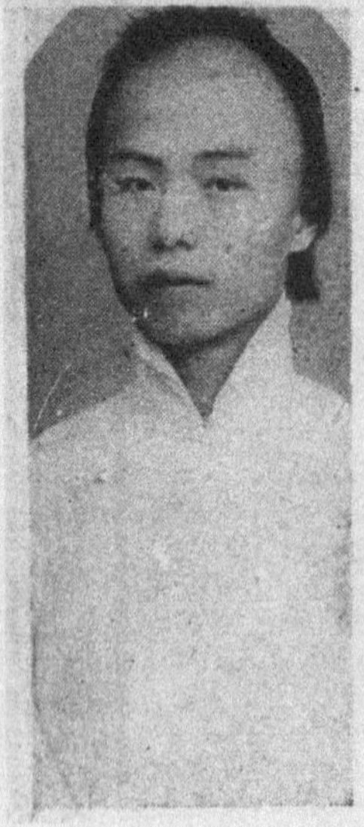

（四）投考體校。僥倖錄取時代的編者。

民國前二年時年十七

編者已研究體育時

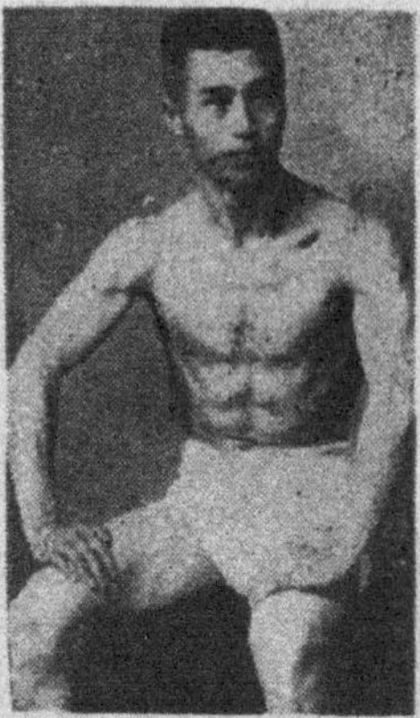

（五）執教澄東。初編八段錦時代的編者。

民國四年時年廿三

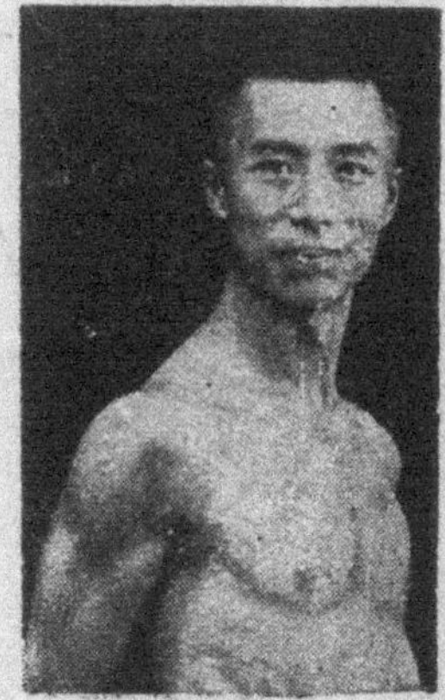

（六）折臂斷絃時代的編者。

民國十年時年二十九

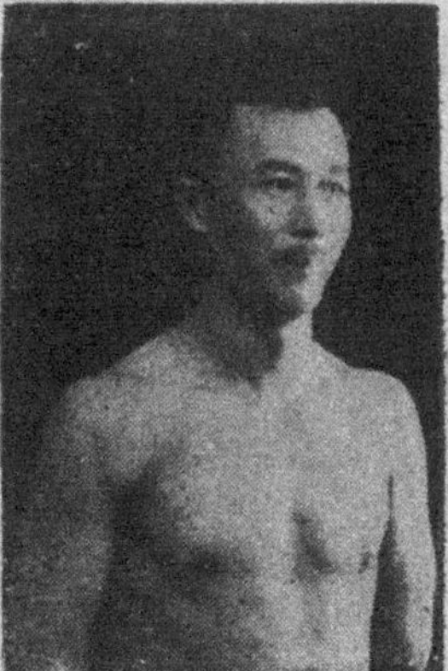

（七）復任澄東。修改本書時代的編者。

民國十八年時年三十七

今之八段錦圖

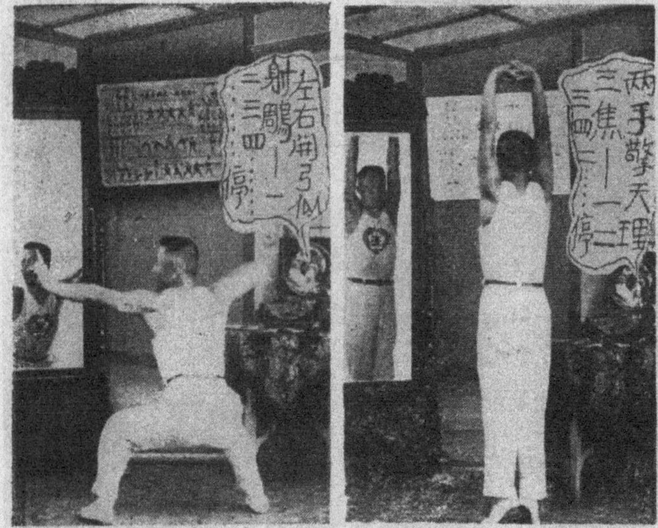

昔之八段錦圖

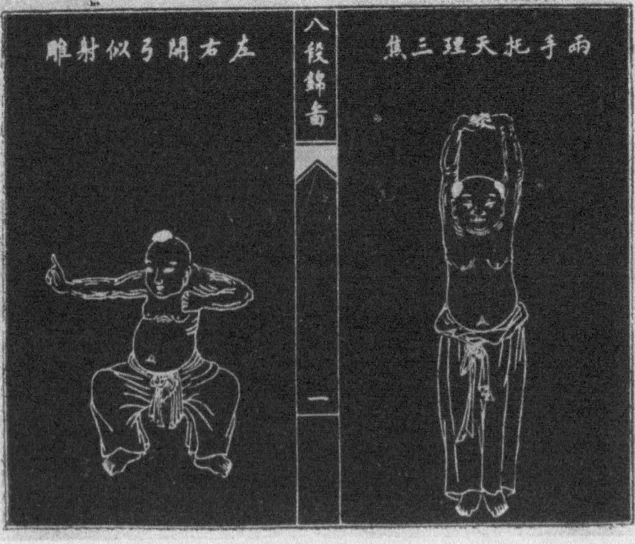

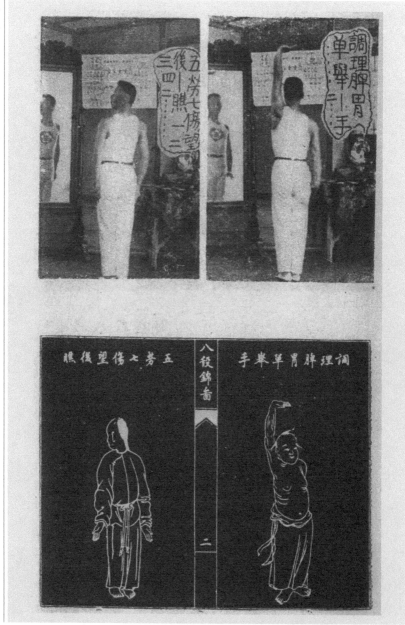

五勞七傷望
後瞧

調理脾胃
单舉一手

五勞七傷望後瞧
八段錦圖
二
調理脾胃單舉手

今之八段錦圖

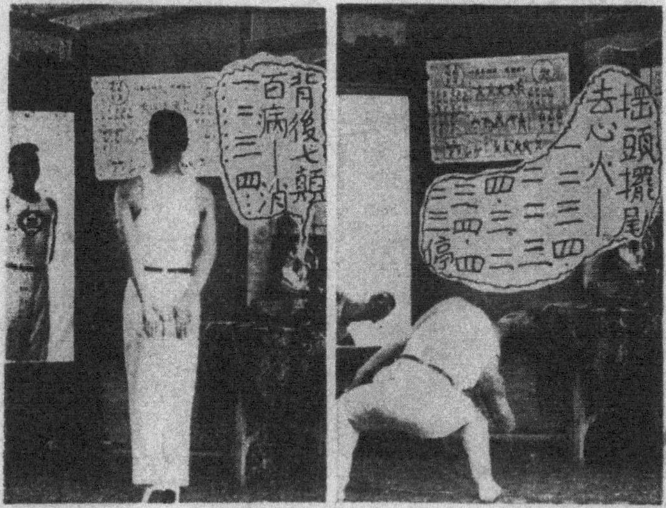
背後七顛
百病—消
一二三四
搖頭擺尾
去心火—
一二三四
二二三四
三二三四

昔之八段錦圖

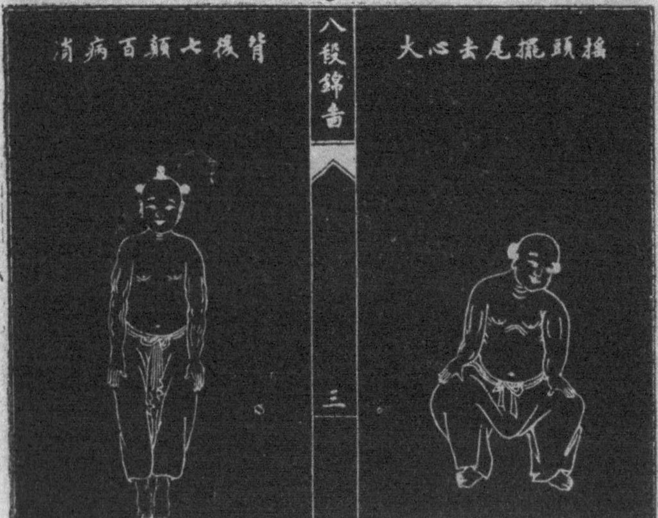

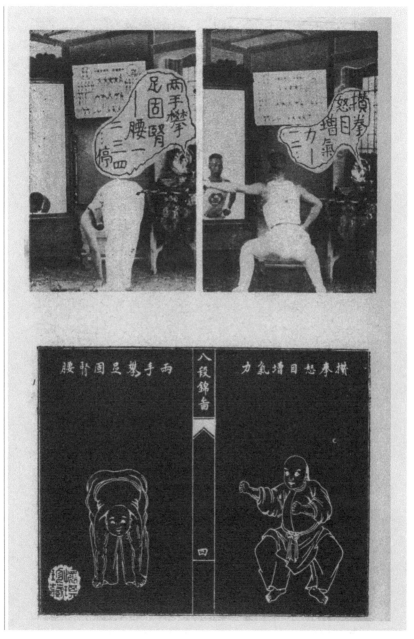

兩手攀足固腎腰
一二三四停

攢拳怒目增氣力
一二三

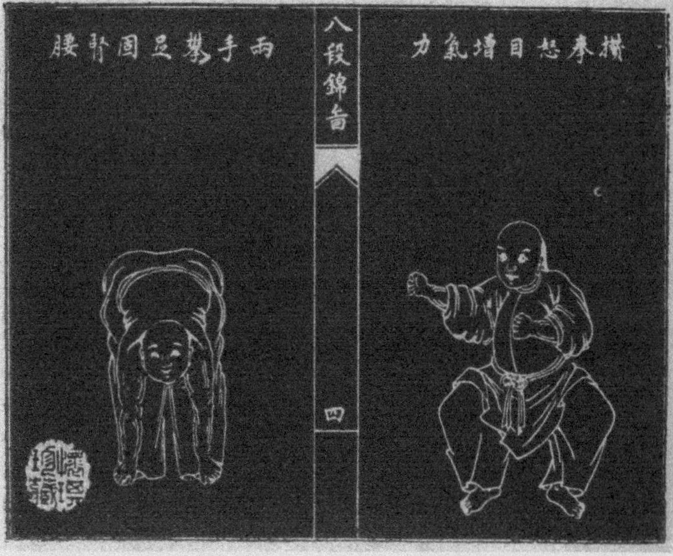
兩手攀足固腎腰
八段錦畫
四
攢拳怒目增氣力

女子練習

第一段錦

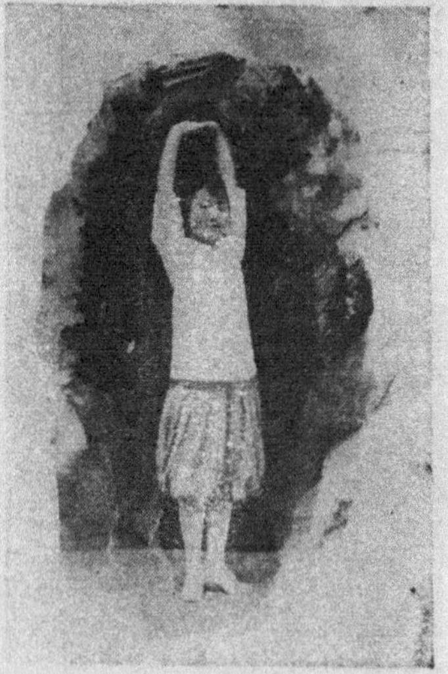

第二段錦

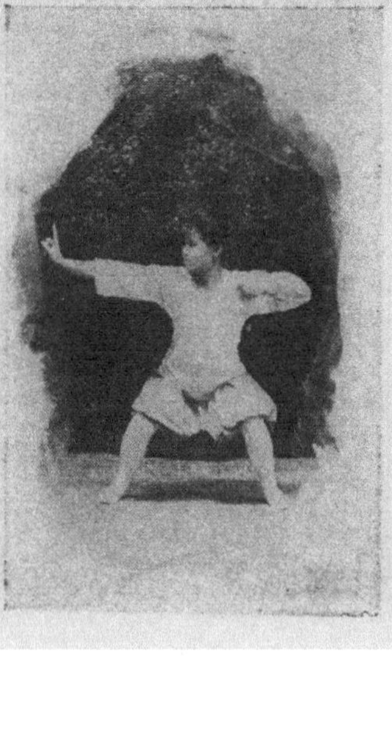

第三段錦

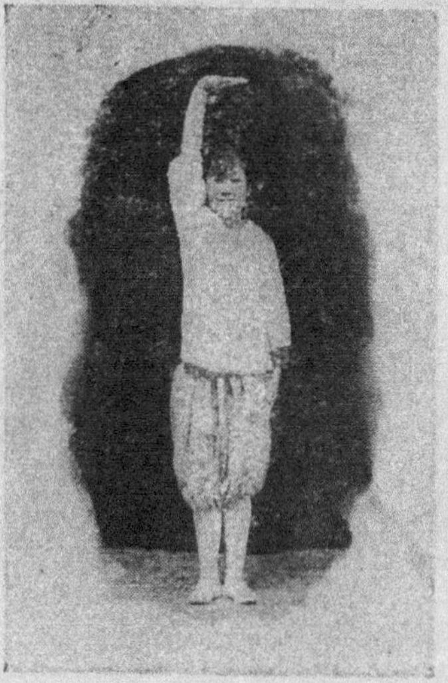

第四段錦

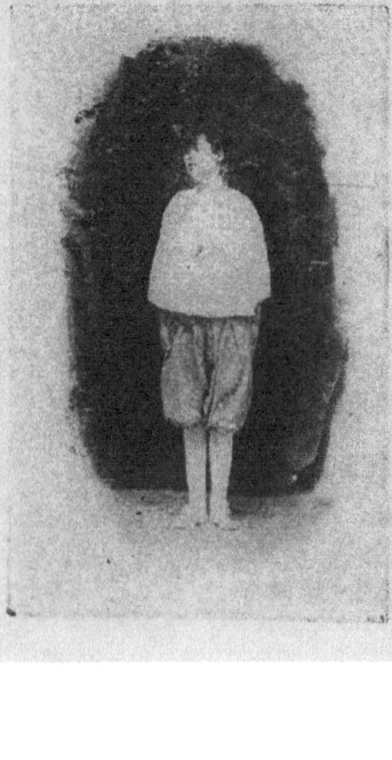

八段錦

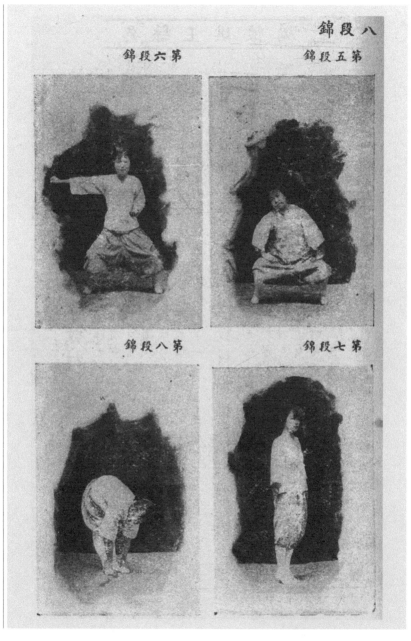

第五段錦

第六段錦

第七段錦

第八段錦

八段錦目次

卷首

改版後要說的幾句話

這本八段錦。就是訂正八段錦的修改本。因爲一般熱心提倡八段錦的。和喜歡訂正本的同志們。都說訂正本不再版。是十分可惜。編者也覺得再版的可能。所以趁着暑假期內。將那本訂正本全書。加上了一番整理的工作。請了八段錦首先操練的澄衷中學的老同學。武次申先生。畫了各種姿勢。才得改用鋅版插圖。這是編者很感謝這位武先生的。因此較諸訂正本。

益發詳細得多了。要求其簡要醒目起見。所以將許多名人的題序。統歸納在分級八段錦上。

王懷琪 一八，八，二。

本書力求精美雅觀。不惜成本四版改用漢文正楷體排印。並請鄭洛君逐圖加繪動作起止點線。 廿二年十月四版付梓中國健學社謹識

凡例

一、本書所載的運動方法。爲吾中華國有體操的一種。共有八節。在健身運動中的地位。好比絲織品中精錦一般。所以叫做八段錦。

一、八段錦有南北兩派。南派各段動作姿勢。有直立式。有騎馬式。方法簡單。容易學習。北派多騎馬式。複雜難練。南派尚有文八段錦。都行坐功。非盡人所能習練。

一・本編八段錦的優點與功效。舉例如左。

優點：

一・不費時間。每操練全部一次。五六分鐘就可了事。

二・不需地位。四五尺之地步。即可操練。

三・簡單易行。全部祇有八段。每段動作並不複雜。

四・效益宏大。按日習練。持之有久。確有意想不到之效力。

五・無論男女老幼。行之咸宜。

六・極合個人或團體。用作健康鍛鍊。

功效：

一·穩健步武。

二·增長氣力。

三·免除疾病。

四·幫助消化。

五·强壯筋骨。

六·活潑軀幹。

一·本編的八段錦。包含療病操。模倣操。健身操。自衛技能等。

一・本八段錦原有木版圖八幀。和編者演式銅版圖。附刊篇首。俾學者可作新舊的參考。

一・本八段錦。個人練習。宜於每天清晨起身之後。和晚間臨睡之前。各行練全部一二次。學校和軍隊或各種機關可用作晨操。在每天早間會集全體人員操練。每段之後。可參加深呼吸數次。在天氣寒冷的時候。每段操練之前。做原地跑跳步十六動。藉增體溫。繼續行練。頗饒興趣。費時不逾十數分鐘。倘能按日練習不輟。其收效之宏。定非淺鮮。

一・初練本八段錦時。宜用分段練習。嗣後逐漸按自己能力所及。逵合數段行之。

一・初練本八段錦的數星期。四肢和腰腹各部的筋絡。一定難免覺得酸痛。學者萬弗因是灰心輟練。亟宜積極進行。一月之後。自能免除困難。其功效於斯可見。

一・本八段錦在户外練習。宜擇空曠所在。若在室内。立近窗户。

一・本八段錦練習時。面宜向東靜立。心神專一。萬念不起。時時心注在運動的部份。動作要自然。取柔軟勁。忌用剛猛力。如欲急求見效。非徒無益。反易受損。如能對鏡演練。不但姿勢能矯正。卽精神也不易紊亂。

一・動作快慢標準。每分鐘約行四五十動。

一・練習本八段錦的次數。本不限定。學者可視自己的能力。而增減之。(每段之一二三四。就是叫做一次。)

一•在練習本八段錦二十分鐘前。宜略食餅乾或鬆軟麵包。和牛乳或荳腐漿。或熱開水一大杯。以洗滌胃臟。幫助消化器的興奮。

一•練習完畢。緩步環行數匝。藉舒筋骨。再行深呼吸數十次。用毛巾浸冷水。絞乾。雙手替換摩擦全身。再用乾毛巾如法摩擦。至皮膚發赤爲止。然後穿上衣服。大有栩栩欲仙之概。個中佳趣。試後方知不謬。

一•本書說明均與圖式相反。因便於學者面圖練習之故。

一・本八段錦的口令。如左。

「立——正」

「中國體操——八段錦」

「第一段——兩手擎天理三焦——」「一・二・三・四。

二・二・三・四。三・二・三・四。四・二・三・

停。」

「第二段——左右開弓似射鵰——」「一・二・三・四。

二・二・三・四。三・二・三・四。四・二・三・

停。」

「第三段——調理脾胃單舉——手」

「一。二•三•四○

二•二•三•四○三•二•三•四○四•二•三•

停。」

「第四段——五勞七傷望後——瞧」

「一。二•三•四○

二•二。三•四○三•二•三•四○四•二•三•

停。」

「第五段——搖頭擺尾去心火——」

「一•二•三•四○

二•二•三•四○三•二•三•四○四•二•三•

停。」

『第六段——背後七顛百病——消』『一・二・三・四○

二・二。三・四○三・二・三・四○四・二・三・

停。」

『第七段——攢拳怒目增氣力——』『一。二・三・四○

二・二・三・四○三・二・三・四○四・二・三・

停。」

『第八段——兩手攀足固腎——腰』『一・二・三・四○

二・二・三・四○三、二・三・四○四・二・三・

停。』

『還——原』

『踏脚——走』

左。左・右・左。一・二。一・二。一。一。』

『立——定。一・二。』

『原地跑步——跑』

『一・二・三——四』

『一・二・一・二・三——四。』

『立——定。一・二。』

『一・二・一。一・二・一。左・右・

『一・二・一。左・右・左。』

『一——二——三——四。』

『向右——轉』

『向左——轉』

『深呼吸——預備——』

『吸——呼○吸——呼○……一——二——○一——二——○……停○』

『稍——息』

一・關於八段錦的出版物如左：

分級八段錦 一冊 五角 啓新・大東・作者・文華美術圖書公司・各大書局代售

中國體操八段錦全圖 一幅 四角 大東書局發行

女子八段錦體操圖　一幅　三角　大東書局發行

八段錦舞　一册　三角　商務印書館發行

八段錦歌曲　每張二角　啓新·大東·作者·文華美術圖書公司·各大書局代售

八段錦體操教授掛圖　九大幅　一元二角　商務印書館發行

袖珍八段錦圖　一册　二角　啓新·大東·作者·文華美術圖書公司·各大書局代售

八段錦

吳縣王懷琪編

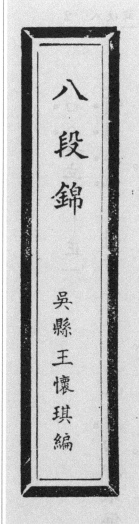

口令「立——正」

預備姿勢 聞「立——正」令。兩脚跟併緊。脚尖向左右張開。成一六十度角形。如人字形。膝挺直。腿靠攏。兩臂取自然的姿勢。垂在身的兩旁。兩肩微向後張。目視前方。如第一圖。

要旨 無論何種操練。若非先正其姿勢。决不能收精神貫一的功效。所以在操練的前後。應該常常保持立正的姿勢。

矯正 直立須如弓形。胸部挺出。如弓背形。背脊臨直。如弓絃狀。頦向後引。面呈笑容。

第一圖

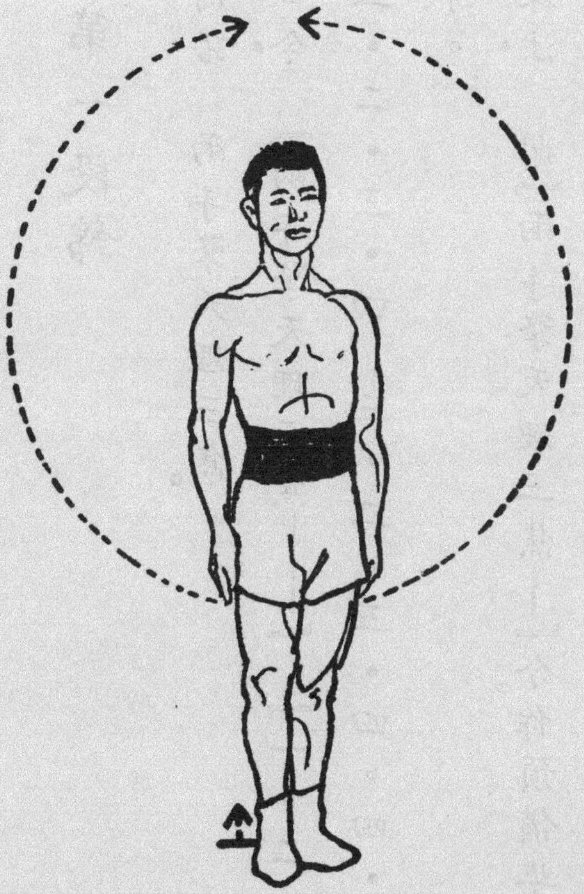

有幾圖是平面側立的因爲要表明擧踵的動作腳跟提起

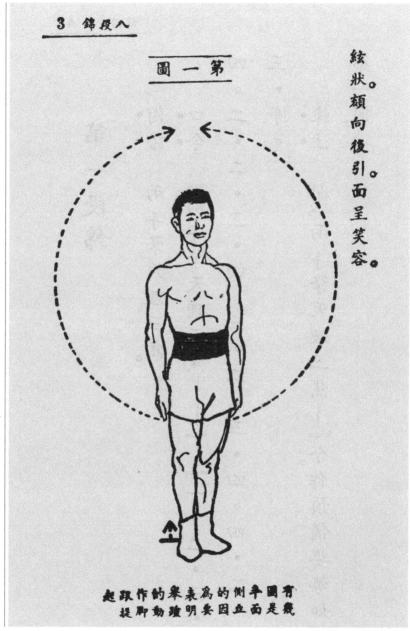

第一段錦

術語：兩手擎天理三焦。

口令：『兩手擎天理三焦——』『一・二・三・四。二・二・三・四。三・二・三・四。四・二・三・停。』

練法：聞『兩手擎天理三焦——』令。作預備姿勢。如第一圖。

聞『一』令。兩臂挺直。從左右向上舉至頭頂上方。兩手十指相間組握。兩脚跟提起。離地約寸許。如第二圖。

第二圖

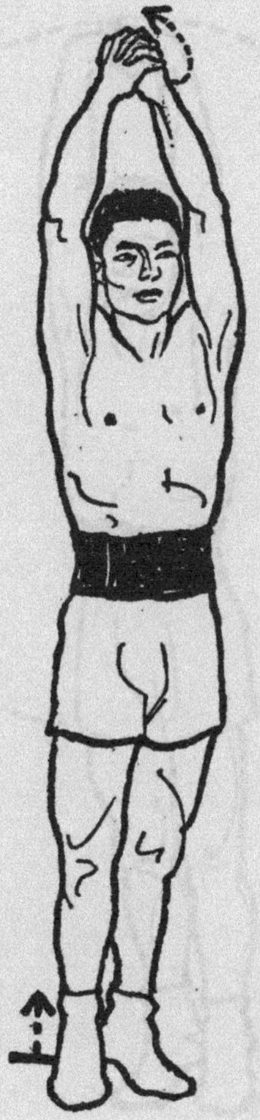

聞『二』令。十指仍相組握。兩手掌心翻向上托。臂肘儘量挺直。同時兩脚跟再提起到不可再提起爲止。如第三圖。

第三圖

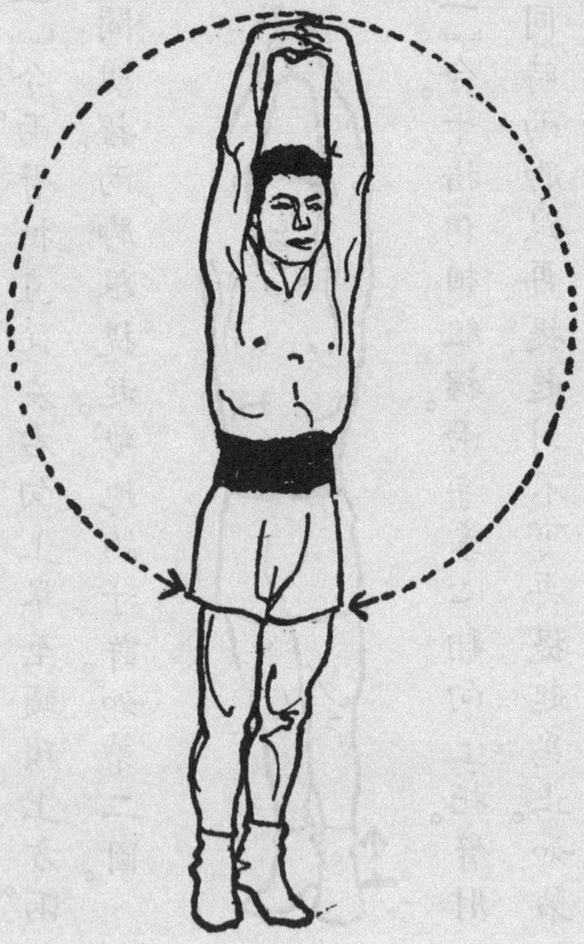

開『三』令。十指放開。兩臂從左右垂下。胸部挺出。兩脚跟仍提起不動。如第四圖。

第四圖

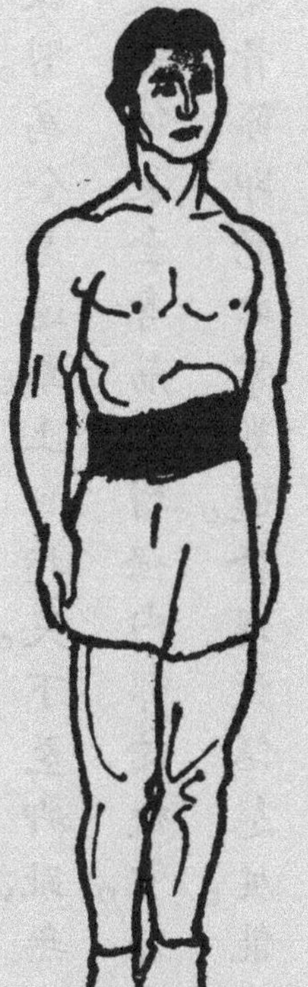

聞『四』令。兩脚跟輕輕落地。還復第一圖的姿勢。

如法再練三次。

要旨 此段練習。爲全身運動。上自指尖。下至脚趾。無一處關節不運動。其功效能伸長全身筋絡。增强內部諸機管。若在辦公時間過久。胸背諸骨節。即覺非常難過。發現疲倦態度。能在此時立近窗前。做此段動作數次。四肢與胸背諸骨節。必覺十分舒暢。精神爲之一振。俗話叫做「打呼欠」又叫做「伸懶腰」者。即與此段動作相彷彿。因人們少明體育原理。反嫌「打呼欠」是懶惰的表示。以舉動不雅觀來縛束人們。過止人們去做牠。真是可笑可嘆的一件事從上面看來。本段理三焦的名目。很是確切的。如個人操練。動作宜緩不宜速。

矯正（一）兩臂從左右舉起時。應該慢慢的舉到頭上。兩手掌中。如托千斤重物一般。十指要伸直併緊。指尖正向側方。掌心向下。臂肘用力挺直。臂舉至頭頂上時。就將兩手十指相間組握。各將指尖互相抵住手背。兩大臂在兩耳的旁邊。兩腿併緊。膝勿稍屈。脚跟提起時。應注意平均心。身體不可搖動。

（二）兩手掌心向上翻托。須儘量托起。若將天擎住一般。脚跟以提至不可再提爲止。同時頭頂隨向上頂起。

（三）手指放開時。掌心就翻向下。兩臂從左右慢慢的垂下。掌底如將有彈力物重壓向下一般。兩脚跟仍舊高高的提起不動。胸部凸出。目注視前方。

（四）兩脚跟落地時。須輕輕放下。重則恐震傷腦筋。學者不可不慎。

注意。學者初練此段。在（一）兩臂從左右舉起時。兩脚跟不必提起。至（二）手掌向上托時。再將兩脚跟提起。（三）兩臂下垂。同時脚跟也落地。（四）休止不動。

練習此段。可出聲唱數。

第二段錦

術•語•左右開弓似射鵰。

口•令•『左右開弓似射鵰——』『一•二•三•四。二•二•三•四。三•二•三•四。四•二•三•停。』

練•法•聞『左右開弓似射鵰——』令。兩脚尖併合。聞『一』令。右脚向右踏出一大步。或者兩脚向左右跳開一大步。約二尺餘寬。脚跟弗提起。脚尖正向前方。兩腿向下屈至大腿將平。身體正直。如騎馬狀。先兩臂平屈在肩前。左手五指張開。第一第二兩指節彎屈。右手握拳。食指翹起向上。頭略向前屈。目注視右手食指。如第五圖。然後右拳掌心向右。從肩的平行線上。向

第五圖

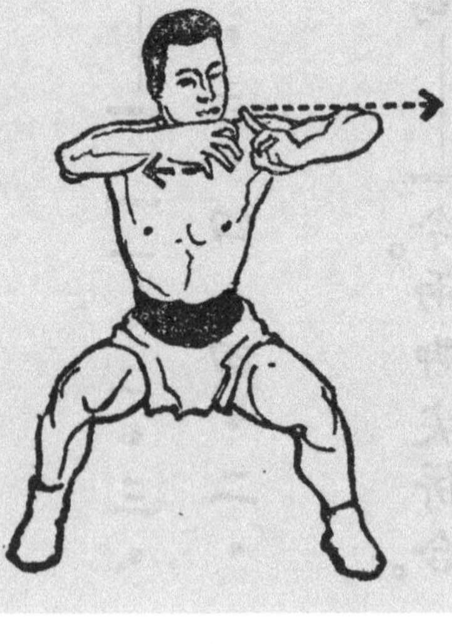

右緩緩推出臂也同時伸直。左手握拳臂肘向左挺。大臂與左肩成平線。左拳正對左肩關節。拳孔向上。頭隨之向右轉。目注視右手食指。如第六圖。

聞『二』令。兩腿仍作騎馬式。右拳五指張開。第一第二兩指節彎屈。右臂從右方收回屈在肩前。左拳食指翹

第六圖

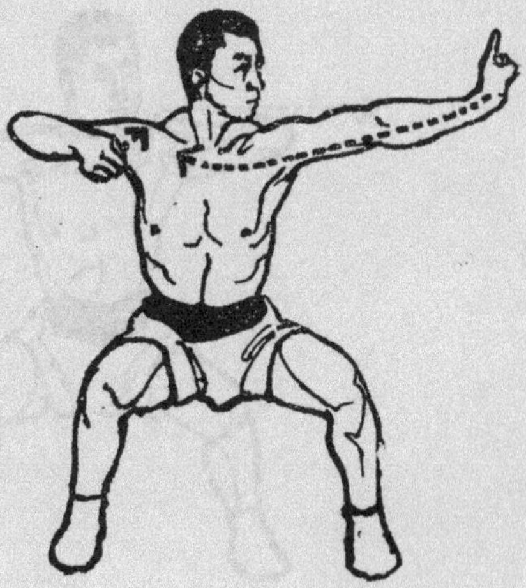

起。頭略向前屈。目注視左手食指。如第七圖。然後左拳掌心向左。從肩的平行線上。向左緩緩推出。臂也同時伸直。右手握拳。臂肘向右挺。大臂與右肩成平線。右拳正對右肩關節。拳孔向上。頭隨之向左轉。目注視左手食指。如第八圖。

第七圖

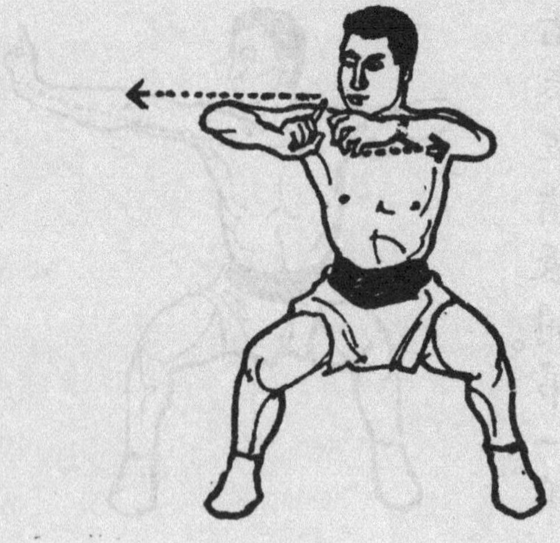

開『三』令。與『一』同。如第五第六兩圖。
開『四』令。與『二』同。
如第七第八兩圖。
如法再行三次。

要旨• 此段名稱「左右開弓似射鵰。」學者在練習時。必須摹做此種情狀。如騎在馬上。向左右開弓射鵰。此段非但運動四肢與首胸。就是心

第八圖

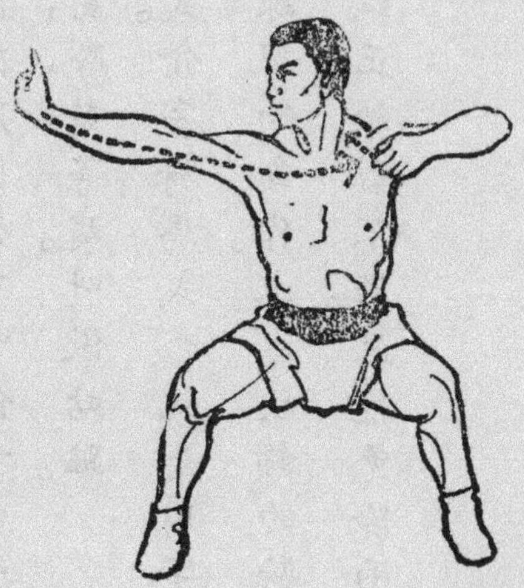

神亦在鍛鍊之例。騎馬狀在國術中即叫做「騎馬式。」又名叫做「馬步。」此爲北派國術中的術語。南派國術中叫做「四平步。」又叫做「地盆」「地盤。」湘，蜀，黔，楚，等處。叫做站踭。

騎馬式。有一字騎馬式。八字騎馬式。介字騎馬式（就是川字騎馬式）的分別。是國術中最緊要練習的動作。本八段錦的騎馬式。都採用介字騎馬式。因其姿勢端正。練習不難。且能免除兩膝外張。及八字步行走的惡劣姿勢。

矯正 騎馬式站法。兩脚向左右分開一大步。同站立在一線上。不可前後參差。脚的中指尖正向前方。脚跟正對後方。兩脚距離。看人的身材高矮稍有出入。大約在二尺左右，牠的闊狹標準。可用兩臂平屈在肩前。十指相間組織。兩臂與兩膝蓋恰成一長方四點角形。如第九圖。大腿下屈不宜過低。也不宜過高。牠的高低標準從臀部到脚跟。約成一九十度的角形。如第十圖。膝蓋與脚尖線成一垂直線。慎勿傾出脚尖線的外面。

第九圖

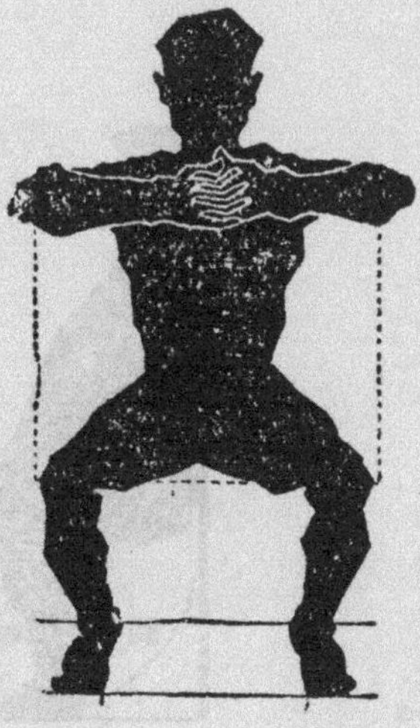

(一)兩脚分開作騎馬式。同時兩臂在肩前。左手五指張開。用力將第一第二兩指節彎屈如

爪形。用力屈握成拳。左臂肘向左方儘量頂出。仿作握住弓弦。引張滿月勢。如第十一圖。右手食指（俗稱做指人指頭）翹起。指尖向上。餘指屈握爲拳。大指貼伏在中指上。將拳掌正向右方。依肩之水平線徐徐向右推出。同時臂肘隨之伸直。腋部向上。做作推弓背向右開滿月勢。食指翹起。與小臂成一九十度角形。目先注視左手握拳。次注視右手食指隨向右方。做作向右射鵰勢。胸宜挺出。背須正直。肩平弗傾

第十圖

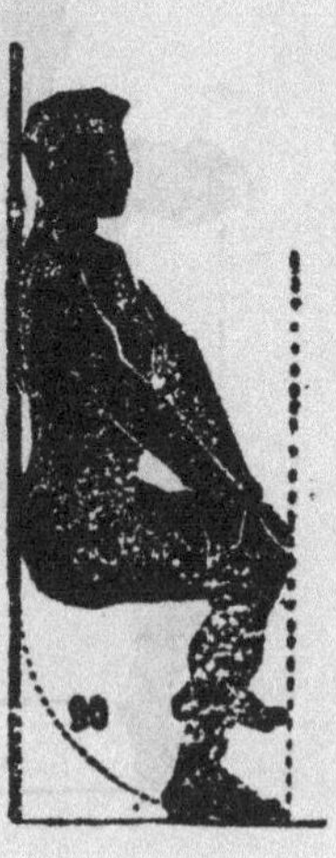

向前。呼吸照常。切忌將氣。閉住在胸中。

（二）右手五指先在右方張開。從右經前方依肩的水平線上收回。平屈在胸的上部。掌心向內。旋即五指復用力屈握爲拳。臂肘向右方頂出。做作握住弓弦。引張滿月勢。同時左食指翹起。由肩的平線上徐徐向左推出。

第十一圖

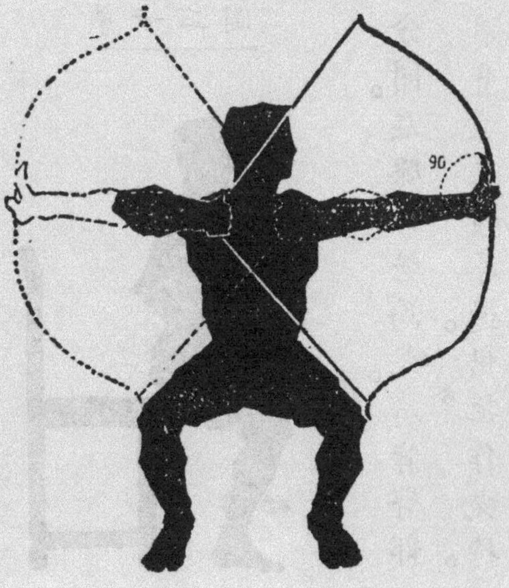

注。意。學者初練此段。應將騎馬式姿勢。練習正確。方可兼行右開弓。左開弓的動作。若同時練習。似覺困難。

初練騎馬式的方法。分述在下面。

(甲)將身立在牆壁的前面。或者書桌前一步的地位。兩脚分開。屈膝作騎馬式。肩背臀部均倚靠在牆壁上。如第十圖。或者肩背靠在書桌邊。借牠作支持。

(乙)立在椅櫈前一步的地位。兩脚分開一大步。屈膝坐下。

第十二圖

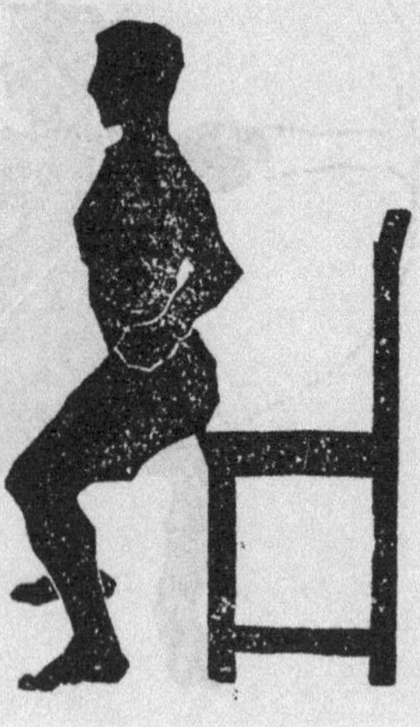

將尾骨坐在椅櫈的邊沿。如第十二圖。

(丙)大腿略向下屈。照本八段錦的騎馬式。減少屈一半的度數。如第十三圖。甲乙兩法。練習數日。腿力增加。便能逐漸離開支持物行之。

丙法。練習有久。兩腿逐漸屈低到九十度角形爲止。

第十三圖

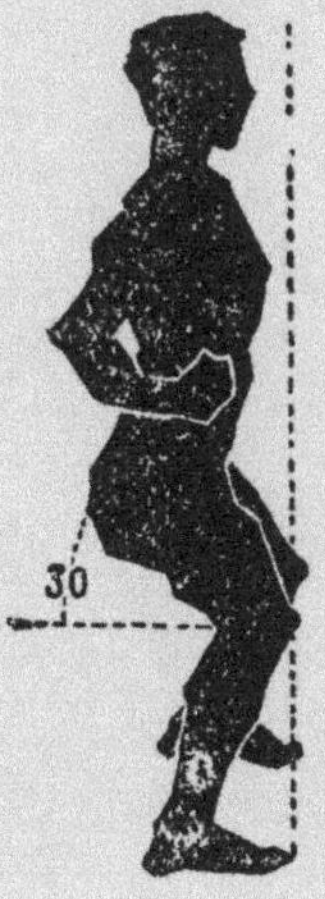

第三段錦

術語：調理脾胃單舉手。

口令：『調理脾胃單舉——手』『一・二・三・四。二・二・三・四。三・二・三・四。四・二・三・停。』

練法：聞『調理脾胃單舉——手』令。右腳收回。靠在左腳旁。或者兩腳跳攏。膝直腿併立正。腳尖分開如人字形。兩臂垂在身的兩旁。兩手手指併緊。指尖翹起向前。掌心向下。手指與小臂成一九十度的角形。大指貼在大腿旁。小指邊向側方。如第十四圖。

第十四圖

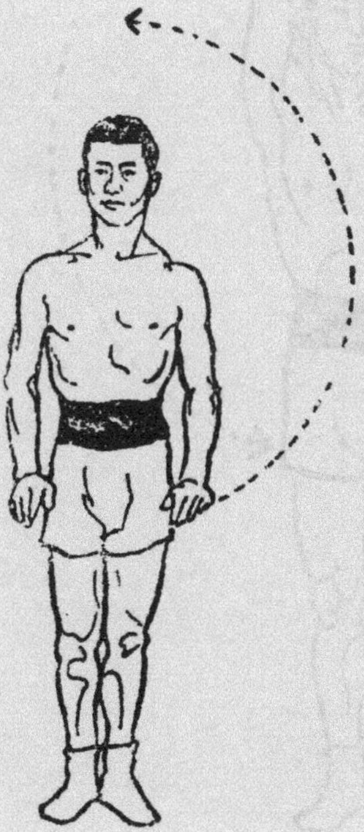

聞「二」令。右臂從右旁向上高舉。掌心向上。五指仍

併緊。指尖向左。左臂不動。仍垂在身的左旁。如第十五圖。

第十五圖

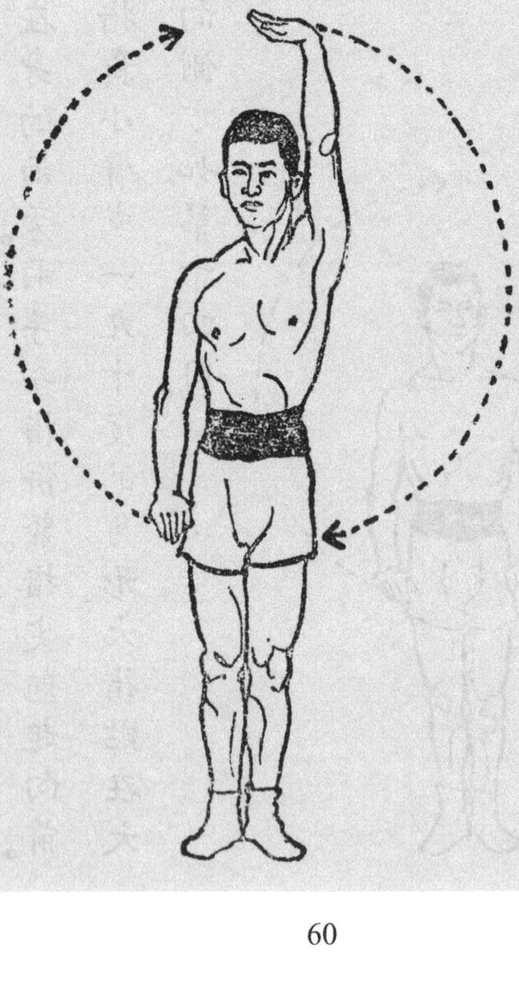

第十六圖

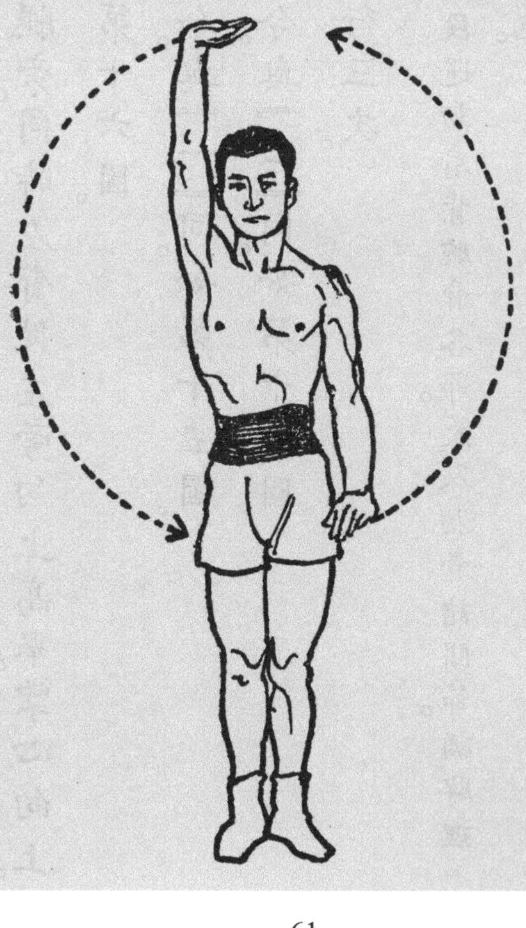

聞『二』令。右臂從右下垂。掌心向下。指尖向前。大指

緊貼在右大腿旁。同時左臂從左旁勻上高舉。掌心向上。指尖向右。如第十六圖。

聞『三』令。與『一』同。如第十五圖。

聞『四』令。與『二』同。如第十六圖。

如法再行三次。

●要旨● 此段運動肩背腕脅各部。兼及肋骨諸關節。調脾理胃。增强消化機能。

●矯正● 一臂舉起。一臂垂下。快慢須要調和。高低成一線。肩背正直。胸部凸出。兩臂上下交換時。掌心正向側方。臂肘用力挺直。頭與肩切勿隨臂擺搖。指尖與小臂始終成一九十度的角形。在上之臂。手掌向天。如將天托住。下垂之臂。手掌向地。如將地按住。

注意 學者初練此段。先右臂上舉。右臂下垂。次換左臂上舉。左臂下垂。數日後。如法練習。因兩臂替換上舉下垂。身體容易擺搖。

第四段錦

術語：五勞七傷望後瞧

口令：『五勞七傷望後——瞧』『一·二·三·四·二·二·三·四。三·二·三·四。四·二。三·停。』

練法：聞『五勞七傷望後——瞧』令。左臂從左旁下垂。兩手掌心緊貼在兩大腿之旁。如第一圖。聞『一』令。兩肩向後挺。頭徐徐儘量轉向右方。目注視背後。如第十七圖。

第十七圖

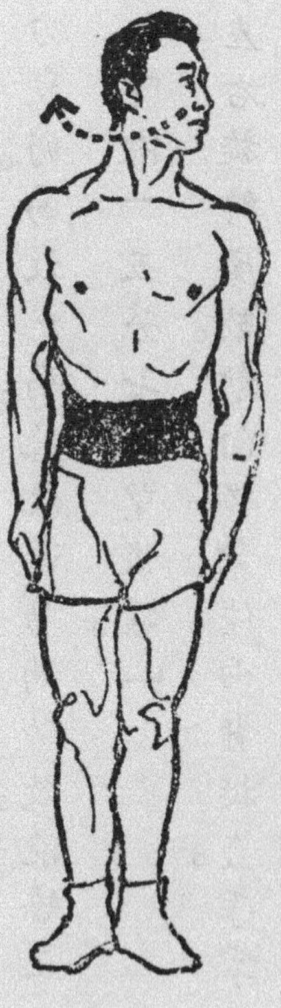

聞「二」令。兩肩還復原狀。頭轉向前方。目隨注視前面。還復立正姿勢。如第一圖。

聞「三」令。與「一」同。惟頭向左轉。如第十八圖。

聞「四」令。還復立正姿勢。如第一圖。

如法再行三次。

第十八圖

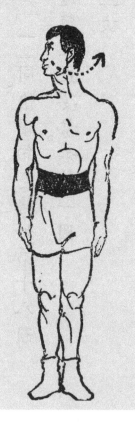

要旨：此段爲頭與胸的運動。凡人伏案辦公。或安坐看書的時候。頭部每易傾向前方。胸廓因之壓迫。背脊彎曲。致姿勢不正。呼吸量減少。消化力衰弱。易致疾病。此段運動的功效。能矯正以上所述的弊病。所以叫做「五勞七傷望後瞧」

矯正：頭部向左右旋轉度數。愈向後愈佳。兩臂挺直。手掌須用力緊伏在大腿旁。以免頭旋轉時牽動相反方的肩部引向前。胸挺出。頸臨直。

注意： 頭部旋轉。宜用柔勁。徐徐儘量旋轉向側。切忌猛力急動。否則恐震傷腦筋。

第五段錦

術語： 搖頭擺尾去心火。

口令： 『搖頭擺尾去心火——』『一・二・三・四。二・二・三・四。三・二・三・四。四・二・

三・停。』

練法 聞『搖頭擺尾去心火——』令。兩脚尖併合。

聞『一』令。右脚向右踏出一大步。或者兩脚向左右跳開一大步。兩膝屈作騎馬式。兩手叉在兩膝蓋上。虎口向內。右臂屈。臂肘尖向右壓下。上體及頭向右儘量彎屈。臂部略向左擺

第十九圖

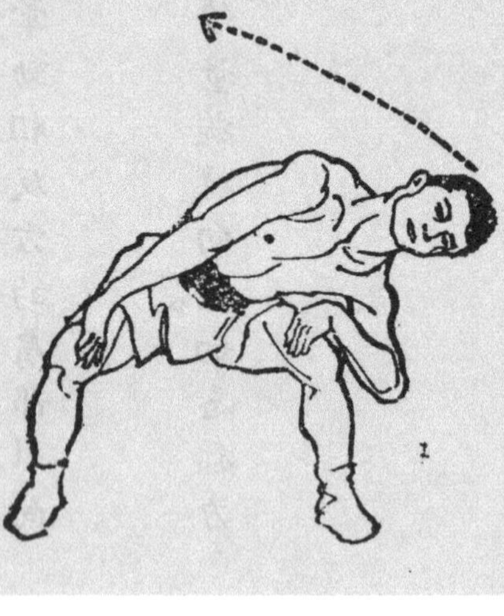

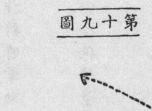

去。左臂挺直。如第十九圖。

聞『二』令。兩腿仍作騎馬式。上體及頭部從右繞向後屈。臀部復原。兩臂挺直。如第二十圖。

聞『三』令。兩腿不動。上體及頭部從後繞向左深屈。臀部向右擺去。左臂屈。肘尖向左壓下。右臂挺直。如第二十一圖。

第二十圖

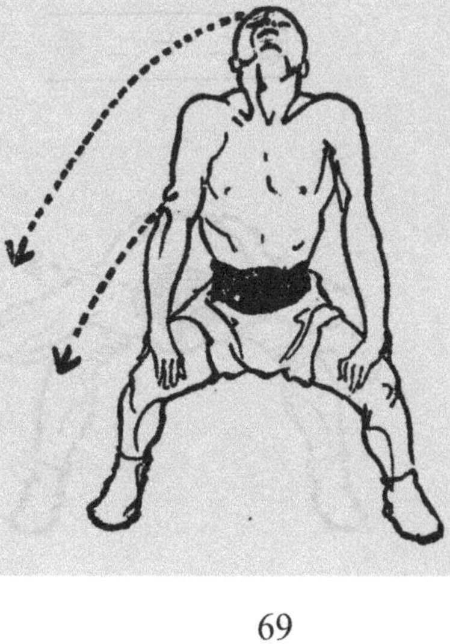

第二十一圖

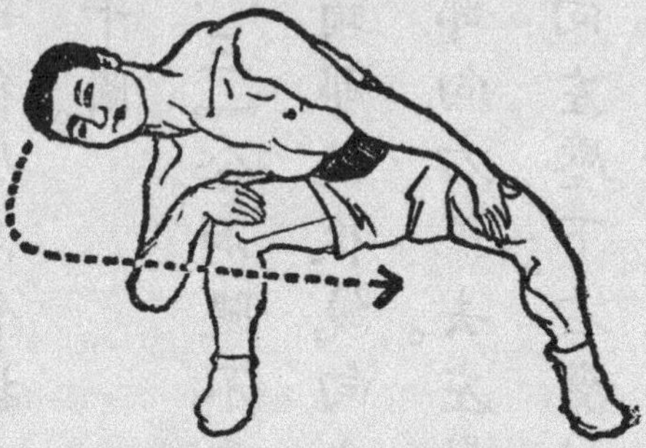

第二十二圖

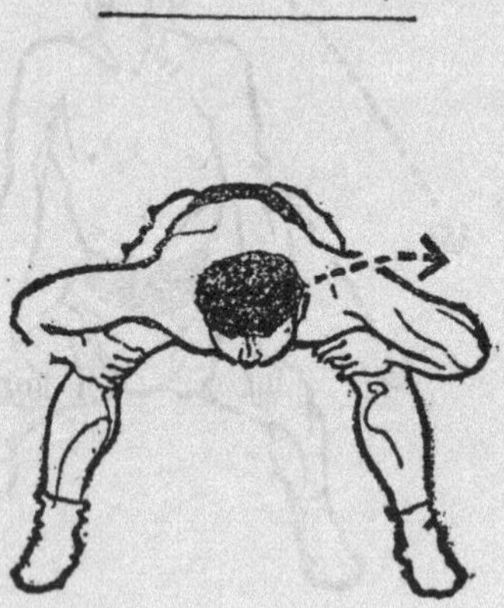

聞『四』令。兩腿不動。上體及頭部從左繞向前深屈。兩臂屈。肘尖頂向前。如第二十二圖。

如法再行三次。

要旨● 此段運動的部份。最着力者。在首胸腹部腰脅脊柱臂部諸肌。兩臂雖用力屈伸。而其肌肉運動較少。此段姿勢。摹倣蹲獅。既搖頭又擺尾。動作姿勢複雜不易演習。本八段錦中。以此段與第八段最不容易練習。倘能多加練習。無不迎刃而解。若要鍛鍊身體。驅除病魔者。幸勿因難生畏學者勉之。

矯正● 兩手叉在兩膝蓋上。胸部仍宜挺出。勿受兩臂之壓迫。而使胸廓不易擴張。

（一）（三）上體與頭部向側彎曲必須儘量。在側屈方向的一臂。屈至小臂的上部與大臂的下部相接觸。肘尖力向下壓。能使小臂的外部貼近小腿最佳。相反方向的一臂。用力挺直。帮助上體向側方彎屈。

（二）頭與胸部向後屈時。兩臂肘用力挺直。使肩背儘量挺向後。頭後屈。口宜閉合。鼻孔呼吸照常。目視上方。兩腿的姿勢不變。仍保持騎馬式。

（四）上體與頭部向前屈時。弗以臀部突起。宜將胸的全部伏對地面。腹部伏在兩大腿的上面。頭頂正向前方。兩臂屈至大小臂相接觸。肘尖用力向前頂。兩腿騎馬式。宜時時留意。弗使大腿蹲低或高起。

注意：學者初練此段。應先練頭部向右、向後、向左、向前屈。次練腰部向右、向後、向左、向前彎屈。數日後。頭與腰的動作聯合行之。如斯可無困難。

第六段錦

術語：背後七顛百病消。

口令：「背後七顛百病——消」一・二・三・

四。二・二・三・四。三・二・三・四。四・二・三・停。』

練法 聞『背後七顛百病——消』令。右脚收回。靠在左脚旁。或者兩脚跳攏。膝直腿併立正。脚跟脚尖均併緊。兩臂垂在身後。兩手手背伏在臀部的上面。胸挺出。如第二十三圖。

第二十三圖

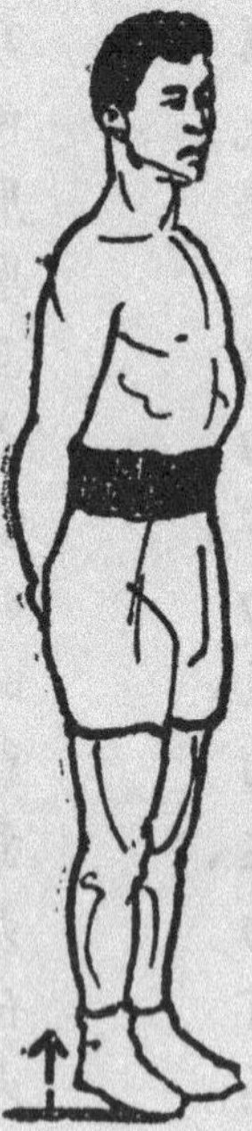

聞『一』令。兩膝挺直。頭向上頂。兩脚跟儘量提起至不可再提。如第二十五圖。旋卽還復兩脚跟離地寸許的部位。如第二十四圖。

第二十四圖

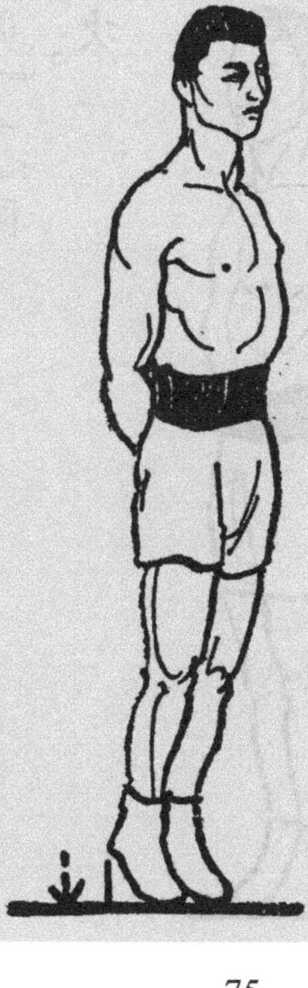

聞『二』令。與『一』同。

聞『三』令。與『一』同。

聞『四』令。也與『一』同。

如法再行三次。

第二十五圖

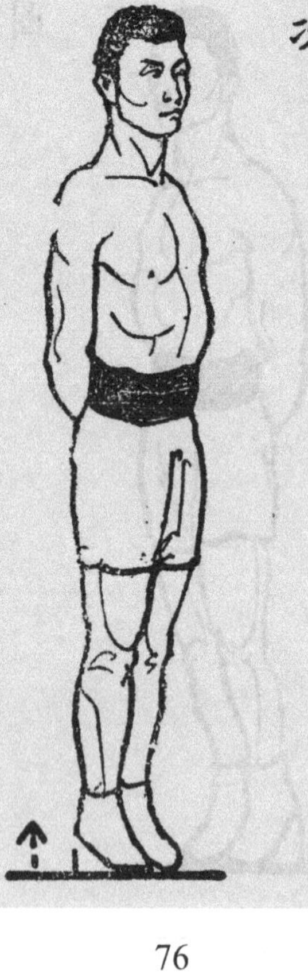

●要旨● 背後七顛。猶柔軟體操中的跳躍運動。其功效能發達全身的彈力性。增强腿部諸肌肉。促進呼吸力與消化器。

矯正　脚跟提起的度數。約在三四寸。還復時。脚跟不落地。仍須提起寸許。如第二十六圖。先如甲式。然後如乙式。每一動作。行此甲乙兩式。兩臂垂在背後。手背伏在臀部上。兩大指接近尾骨。胸挺出。可以維持全身的平均勢。在脚跟提高時不致上體擺搖。兩膝始終不屈。脚跟提起。全憑脚尖用勁。及頭向上頂助之。

第二十六圖

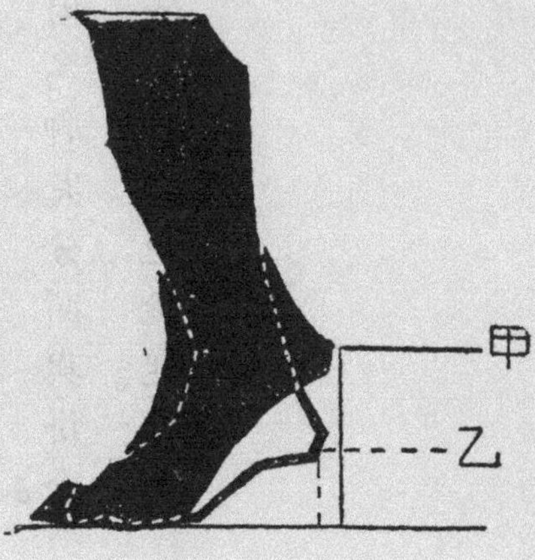

注意 學者初練此段。不妨將脚尖張開成六十度角形。如人字形行之。嗣後將脚尖漸漸併合練習。因爲脚尖分開與併合。難易相差很遠。此段練習有久。可用脚尖的力量離地跳起。惟膝仍不可屈。脚尖落地。脚跟仍舊提起。

練習此段。可出聲唱數。

第七段錦

術語 攢拳怒目增氣力。

口令 『攢拳怒目增氣力——』「一。二。三。

四。二．二．三．四。三．二．三．四。四．二．

三．停。』

．練法．聞『攢拳怒目增氣力——』令。兩脚輕輕落地。兩手垂在身旁。

聞『一』令。右脚向右踏出一大步。或者兩

第二十七圖

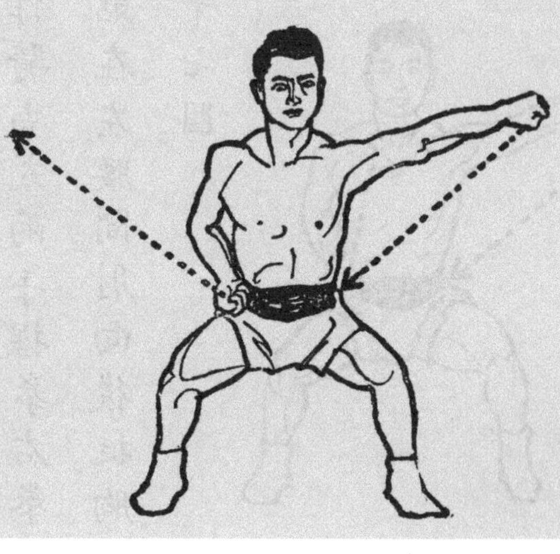

脚向左右跳開一大步。兩膝屈作騎馬式。兩手握拳。右拳向右平伸。左臂屈在胸旁。左拳貼在左腰間。肘向後挺。胸挺頸直。怒目虎視前方。如第二十七圖。

閒『二』令。兩腿仍作騎馬式。右拳由右收回右腰間。同時左拳向左伸出。目仍虎視前方。如第二十八圖。

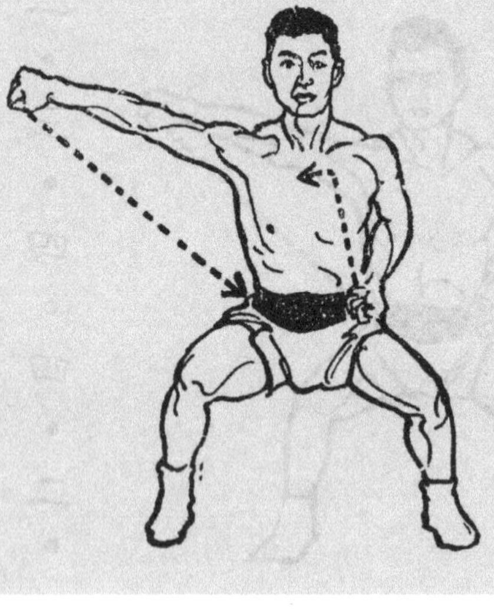

第二十八圖

聞『三』令。兩腿不動。左拳由左收回左腰間。同時右拳向前平伸。目仍虎視前方。如第二十九圖。

第二十九圖

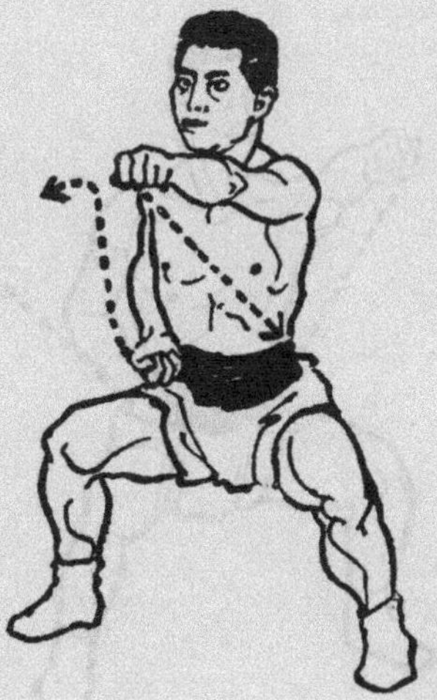

聞『四』令。兩腿不動。右拳由前收回右腰間。同時左拳向前平伸。目仍虎視前方。如第三十圖。

如法再行三次

第三十圖

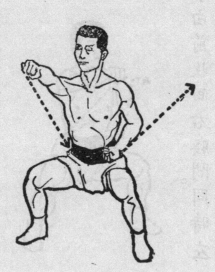

要旨：怒目虎視。鍛鍊目力。故練習此段動作。雙目睜開如虎眼。注視前方。呼吸宜照常。氣弗閉禁。

矯正臂之伸屈。貴在緩柔而有力。最忌用力猛急。伸臂與屈臂。快慢須相應。拳伸出時。須先以拳掌向上。次由肩之平線上伸出。至臂將伸直時。拳背隨即旋向上。（國術中。叫做「陰翻陽」）拳收回腰間。小指邊緊貼在肋下。引肘向後。兩肩平正弗擡起。臂向前伸。肩弗隨傾前。頸直胸挺。

注意：學者初練此段。先練兩臂屈在兩旁。兩拳放在腰間。目突出。膝下屈作騎馬式。次練一臂之伸與屈。練到姿勢正確。即可如法習練。

練習此段。可出聲唱數。

第八段錦

術名：兩手攀足固腎腰。

口令：『兩手攀足固腎——腰』『一·二·三·四。二·二·三·四。三·二·三·四。四·二·三·停。』

練法：聞「兩手攀足固腎——腰」令。右腳收回靠在腳旁。或者兩腳跳攏。膝直腿併立正。腳尖分開如人字形。兩臂垂在身旁。如第一圖。

聞『一』令。上體向前深屈。膝弗屈。兩臂下垂，兩手握住兩脚趾。頭略爲擡起。如第三十一圖。

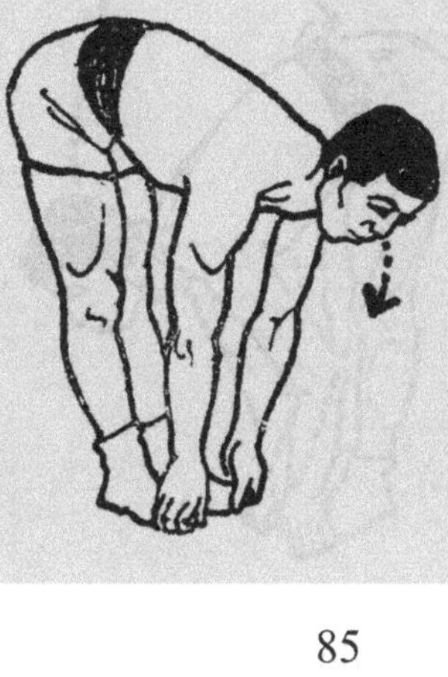

第三十一圖

聞「二」令。休止不動。或者上體再向前下屈。如第三十二圖。

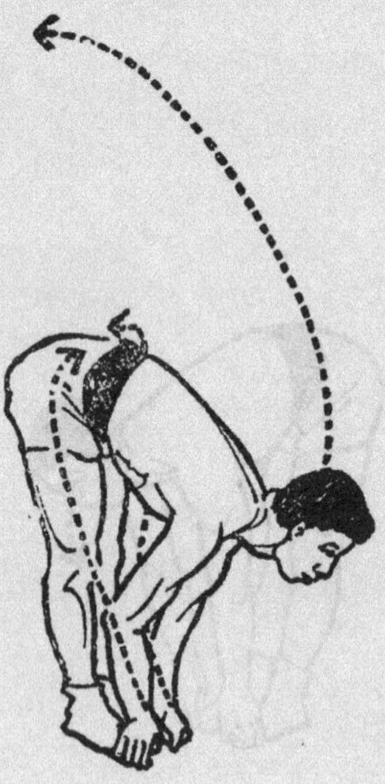

第三十二圖

聞「三」令。上體由前起向後屈。兩手叉在背後。頭隨體下。如第三十三圖。

聞「四」令。休止不動或者上體再向後屈。如第三十四圖。如法再行三次。

第三十三圖

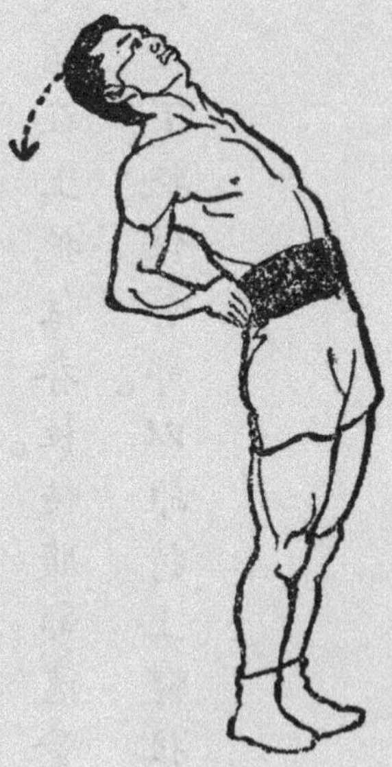

第三十四圖

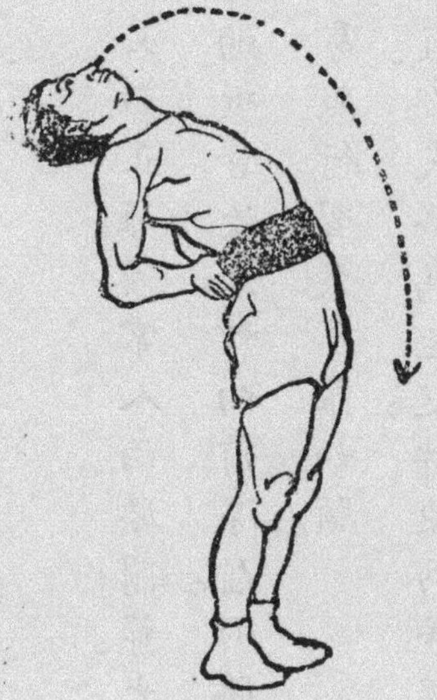

要旨：學者初練此段。動作必難正確。因常人兩膝關節。大都彎曲。膝灣靱帶缺少向前伸長的機會。故上體向前深屈。兩膝挺直。使兩手攀住脚趾。初時必不易照行。習久不難如願。

矯正：上體前屈時。膝須挺直。脚尖略爲翹起。俾便兩手握住。上體後屈時。臂肘向後。兩手大指在上抵住脊柱。使腹部儘量凸出。小指邊併緊在一處。八指端在下抵住臀部。以維持上體後彎。如第三十五圖。

第三十五圖

兩手叉在背後——背後式

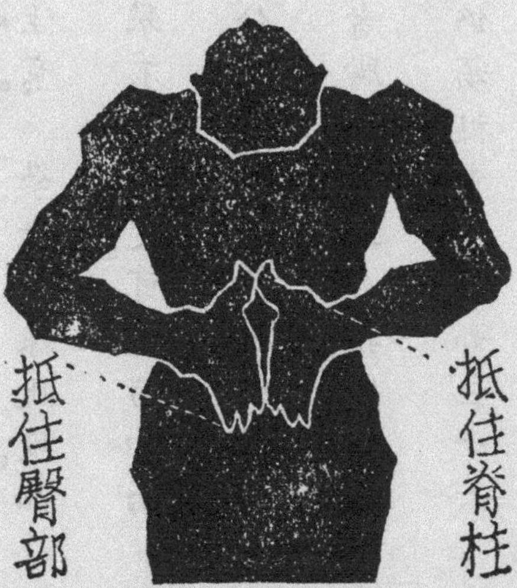

兩手叉在背後——側面式

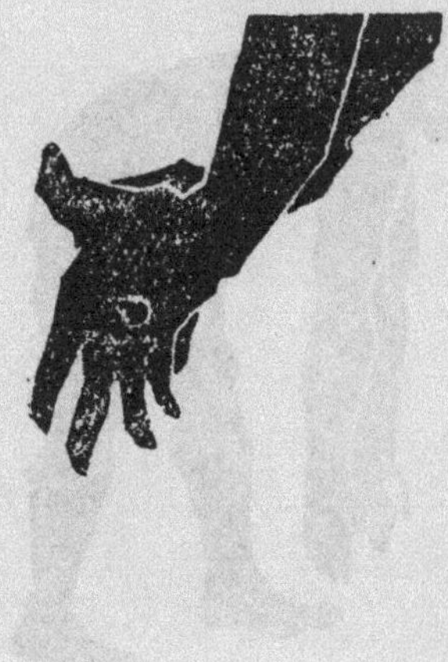

注意●學者初練此段。如兩手拳不到脚尖。可改兩脚向左右分開一步。兩手握住小腿骨。或者脚踝骨或者指尖觸地。惟膝仍須挺直不屈。如三十六圖。

第三十六圖

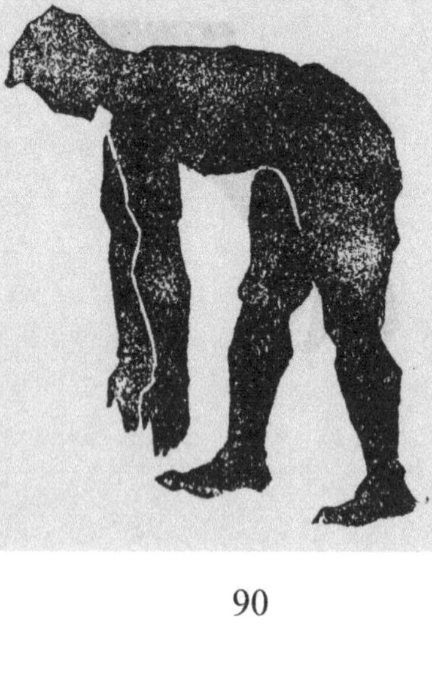

練習有久。背腹腿膝諸筋絡伸縮靈動。兩手自能拳住腳尖。然後兩腳漸漸再行併攏練習。上體後屈。初練時用兩手撐住椅背。或者案桌邊沿行之。如第三十七圖。是亦維持後屈之一法。

聞『還——原』令。上體復正。兩手下垂。如第一圖。

聞『踏腳——走』令。左腳始屈膝向前提起。隨卽踏

第三十七圖

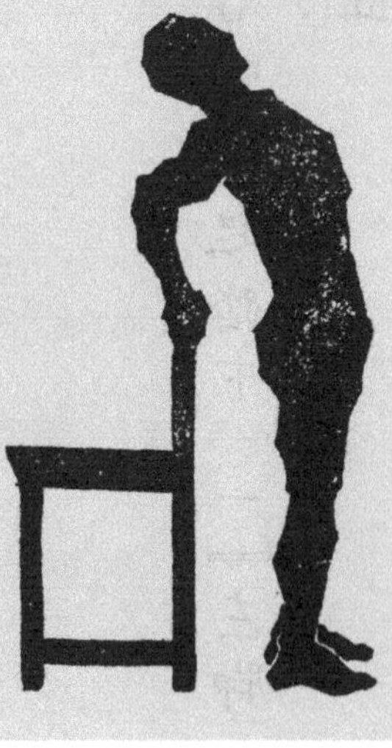

下。膝伸直。次換右脚如左脚樣提起踏下。兩脚交換行之。

兩臂取自然姿勢。交互向前小振動。

聞『一』令。左脚提起踏下。

聞『二』令。右脚提起踏下。

聞『左』令。與『一』令同。

聞『右』令。與『二』令同。

聞『立——定。一・二』令。右脚提起踏下。『一』左脚提起踏下。『二』右脚再踏下立正。

聞『原地跑步——跑』令。兩臂屈與胸旁。兩手握拳臂肘向前後交互小振動。兩脚交互向後提起。以脚尖着地。

聞『一』令。左脚向後提起落地。

聞『二』令。右脚向後提起踏下。

聞『左』令。與『一』令同。

聞『右』令。與『二』令同。

聞『一——二——三——四——』令。都是左脚落下。

聞『立——定。一・二』令。右脚落地。『一』左脚向後提起落地。『二』右脚向後提起落地立正。

聞『向右——轉』令。身轉向右方。

聞『向左——轉』令。身轉向左方。

聞『深呼吸——預備——』令。兩手叉腰。或者兩手按在腹前。

聞『吸——』令。引肩向後。收進腹部。胸部挺起。用身

孔收氣。如第三十八圖

第三十八圖

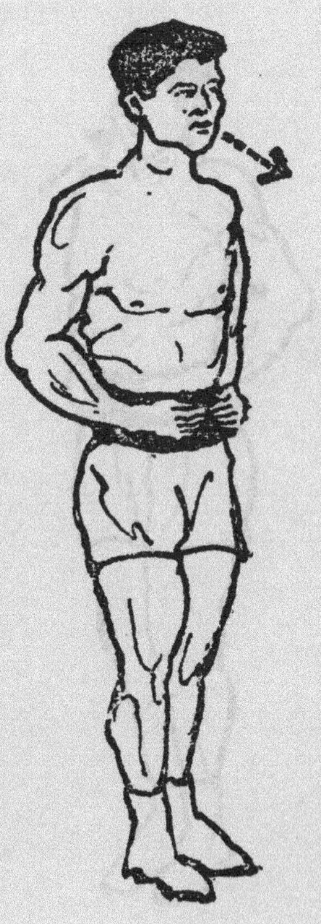

聞『呼——』令。胸腹及肩部均復原。氣由鼻孔呼出。如第三十九圖。

聞『一』令。吸氣。

握住。

聞『二』令。呼氣。

聞『稍——息』令。左脚分開一步。兩手垂在背後

第三十九圖

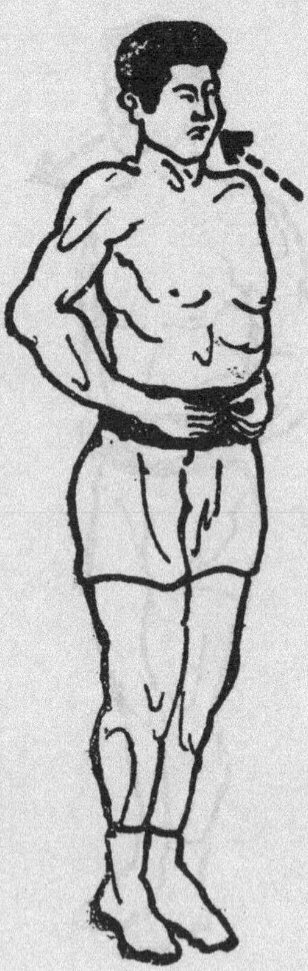

——八段錦——完——

——走步——體操——遊戲——

三段教材編

吳縣王懷琪編——最新出版

已備三段教材正編補編諸君：不可不備三編

□集體操教材之大成

□為體育界開一新出路

△內容完善……冶走步—體操—遊戲於一爐

△搜羅宏富……各種體育教材—無不應有盡有

△插圖精美……名家手筆—精美絕倫

△裝訂雅麗……布面精裝—燙金封面

是書賡續正補兩編○內容完善○搜羅宏富○教材數百種○走步編成部者○為數十七○每部足敷一小時體操課開始運動之用○中國體操十餘部○均採擇每套拳術的精華○各種隊形體操，做做體操，達摩劍，代用體操，長櫈操，筷操，墊上運動，雙人潭腿圖解，遊戲，舞蹈……等○均為一再實驗的教材○銅版鋅版插圖一千二百餘幅○較諸正補二編○精益求精○看過正補二編○欲得新穎教材諸君○不可不備此三編○

再版精裝分訂兩巨冊　每冊實價二元四角

上海　啓新書局　大東書局　文華美術圖書公司　作者書社

各大書局——均有寄售

初中軟柔體操教材

吳聖明編 王懷琪校

坊間柔軟體操教材書本○不易多見○是書教材○曾經浙江處州中學，廣西第二高中，兩校實驗○爲現代初中最適用之柔軟體操教材○全書分三學級○六學期○計有操法二十四部○每部均按序編制○如田徑賽做做操，球類動作準備操，啞鈴，木棒，棍棒各種操法○應有盡有○洵體操教材書中不可多得之善本○

一冊 五角

國恥紀念體操

吳縣王懷琪編

是書搜集國恥材料○編爲體操○計有三種○第一第二兩種○分爲上下兩部○上部屬於國恥○下部屬於雪恥○宣傳與提倡合治一爐○第三種應用旗幟○完全隊形變化○爲走步絕好之教材○未附遊戲十種○全書銅鋅版插圖五十餘幅○用重磅道林紙精印○

一冊 六角

體育測驗法

王懷琪 郞法鲁 合編

是書內容分球類測驗○運動測驗○體操測驗○體格測驗○體育分數計算法○分組法○田徑賽運動○球類○體操○體格分數表三十餘種○中小學校體育分數○如欲公開評定○應備此書○

一冊 四角

上海 啓新書局 大東書局 文華美術圖書公司 作者書社

各大書局——均有寄售

大東書局發行

籠球遊戲	一冊	二角
女子籃球遊戲	一冊	二角
户内棒球術	一冊	二角
不老健身法	一冊	一角
簡易强身法	一冊	一角半
自然治療法	一冊	二角
藥球運動法	一冊	二角

八段錦全圖	一幅	四角
女子八段錦圖	一幅	三角
易筋經十二勢圖	一幅	二角
五禽戲舞蹈圖	一幅	四角
十二路潭腿對打全圖	一幅	六角
脱戰拳全圖	一幅	六角
燕青拳全圖	一幅	六角

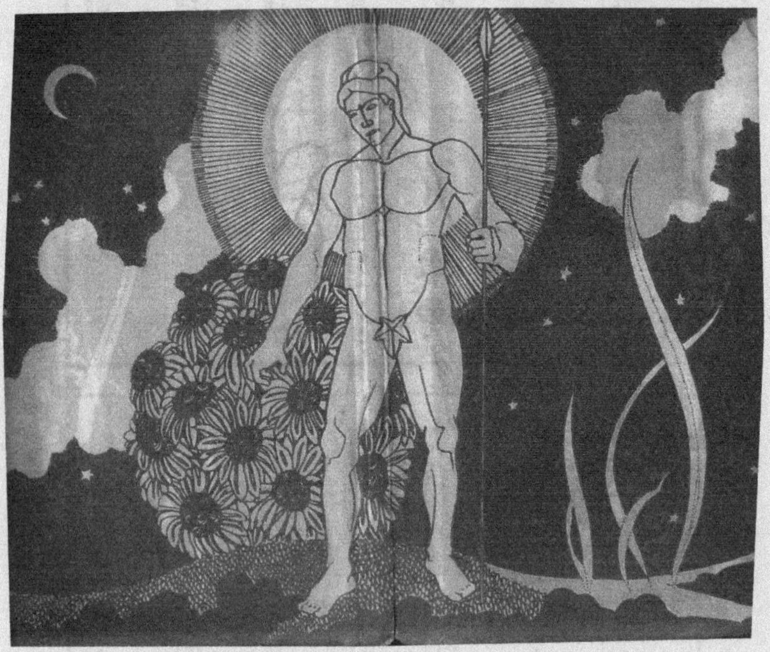

中國健學社

易筋經十二勢圖說

王懷琪　編

商務印書館　民國六年版

吳縣王懷琪編

易筋經十二勢圖說

上海商務印書館發行

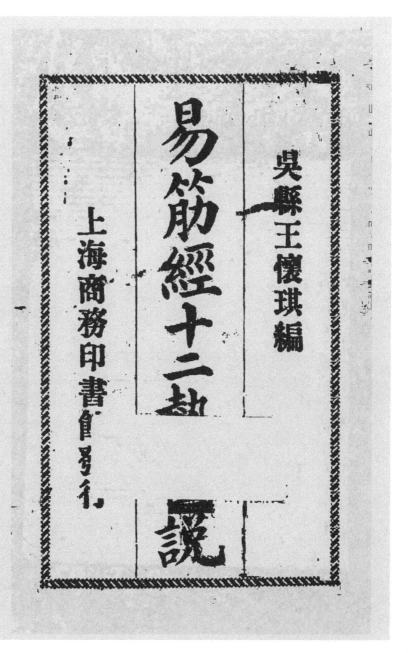

易筋經十二勢原圖

（一）

韋馱獻杵第一勢

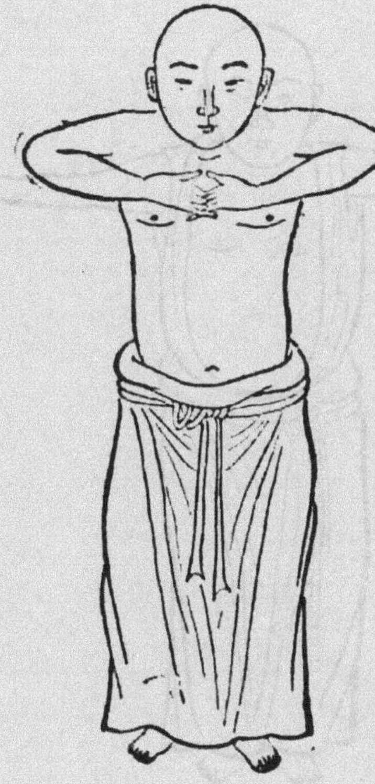

(二)

韋馱獻杵第二勢

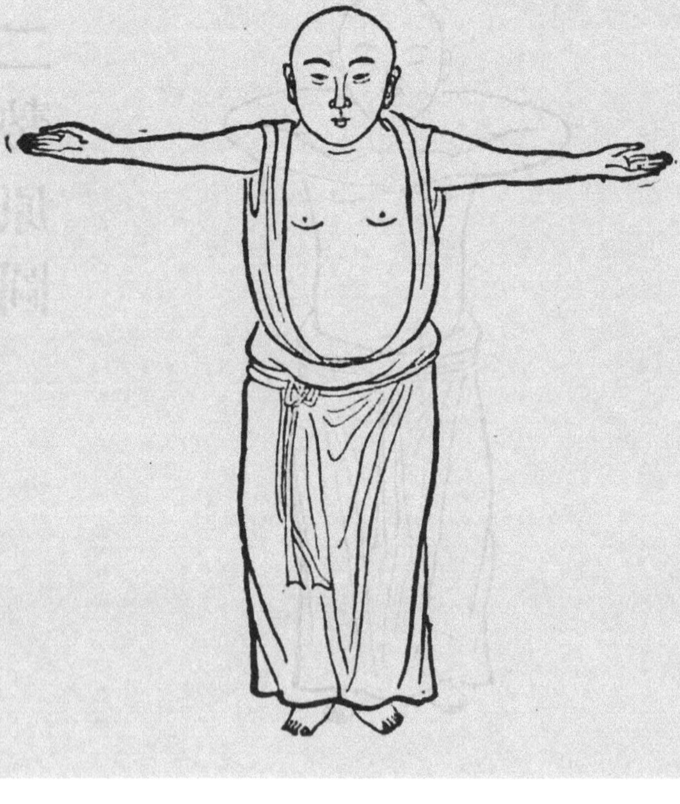

3 易筋經十二勢圖說

（三）

韋馱獻杵第三勢

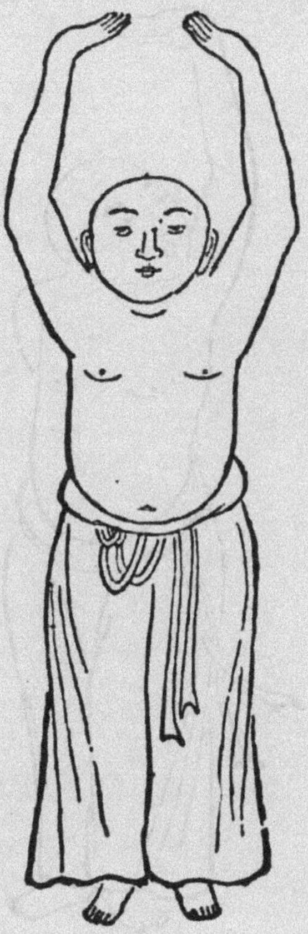

（四）

摘星換斗勢

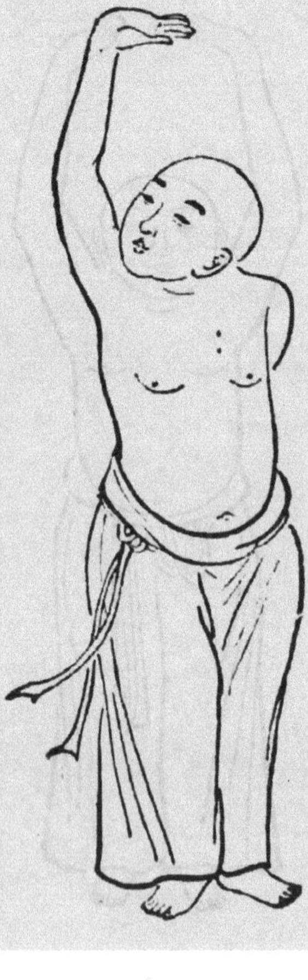

（五）

出爪亮翅勢

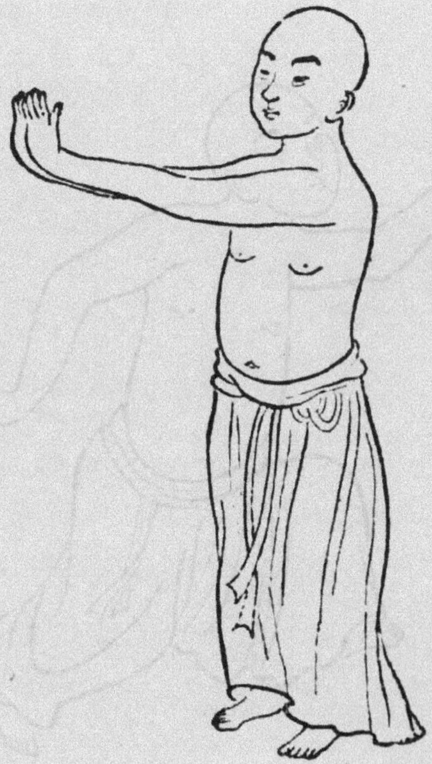

（六）

倒拽九牛尾勢

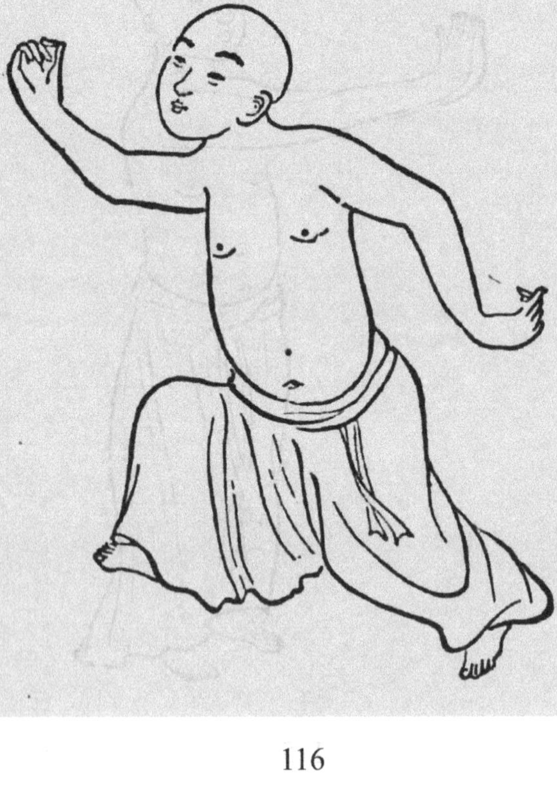

（七）

九鬼拔馬刀勢

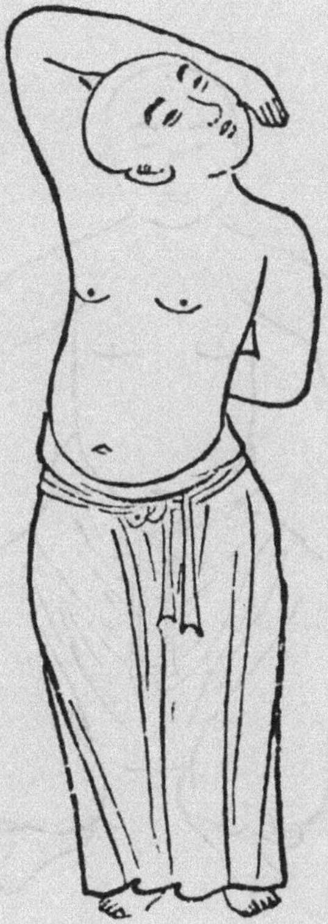

（八）

三盤落·地勢

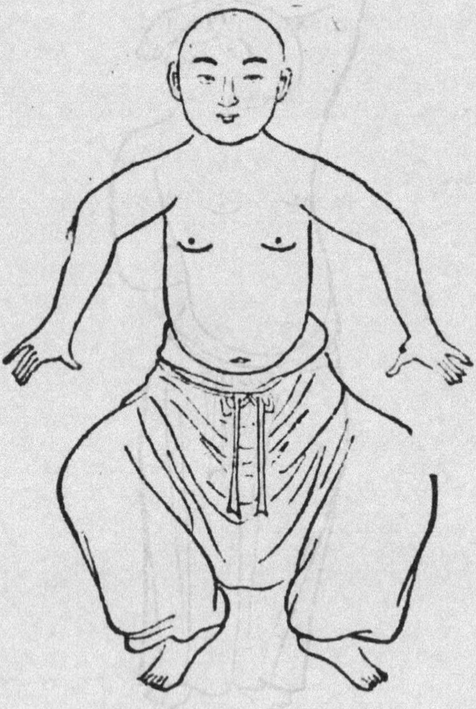

（九）

青龍探爪勢

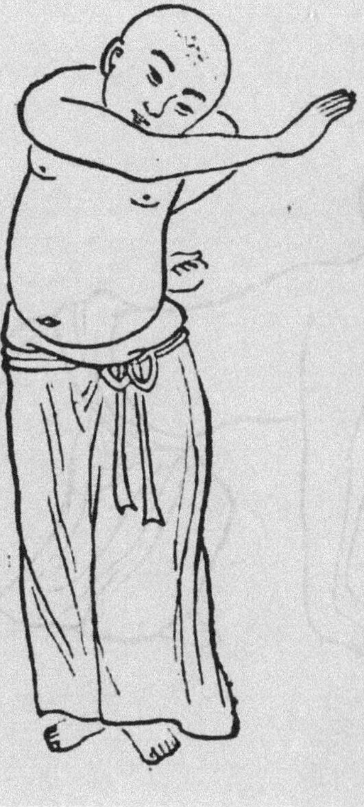

（十）

臥虎撲食勢

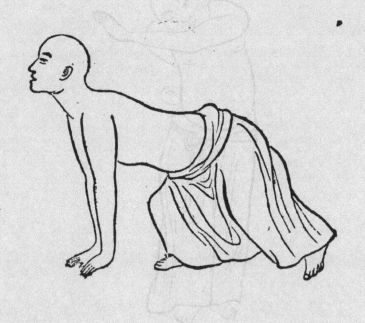

（十一）

打躬勢

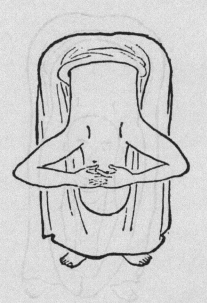

（十二）

掉尾勢

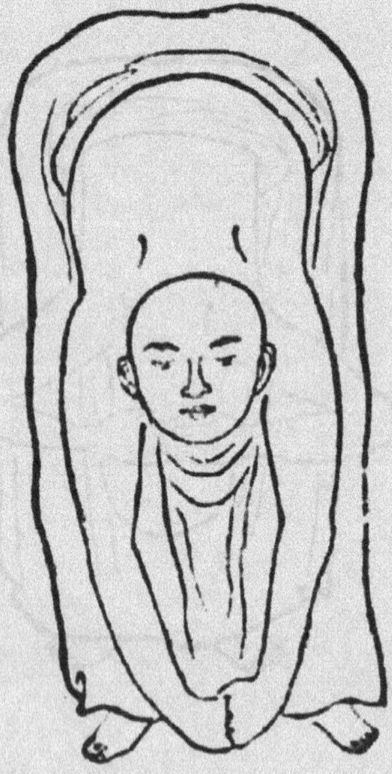

易筋經十二勢圖說

第一式、韋馱獻杵勢。

原文：定心息氣、身體立定、兩手如拱、存心靜極、

預備。兩足立成八字形。兩腿併

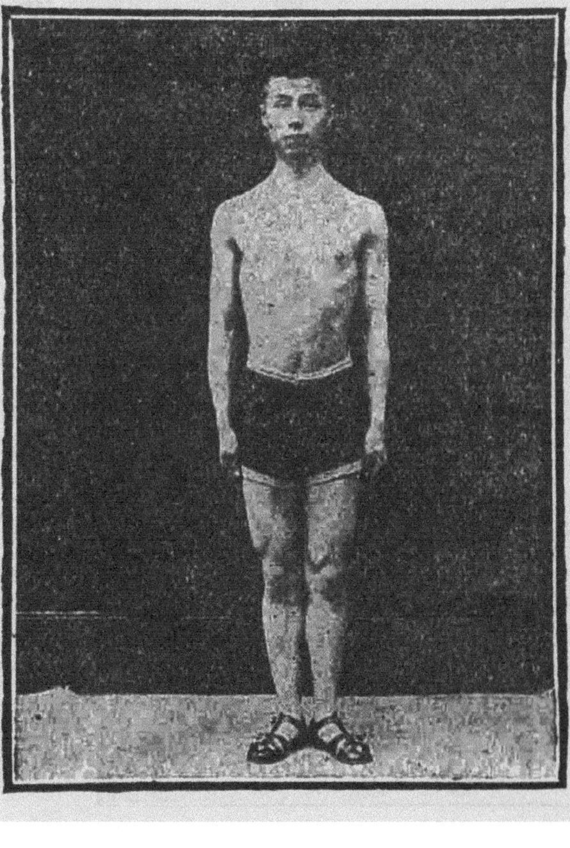

預備姿勢

緊。膝直。目視前方。(參觀預備姿勢圖。)

一、兩臂平屈於肩前。十指指端向上。兩手掌心相對。(須距離三寸許。)如合掌狀。手背與小臂

圖一

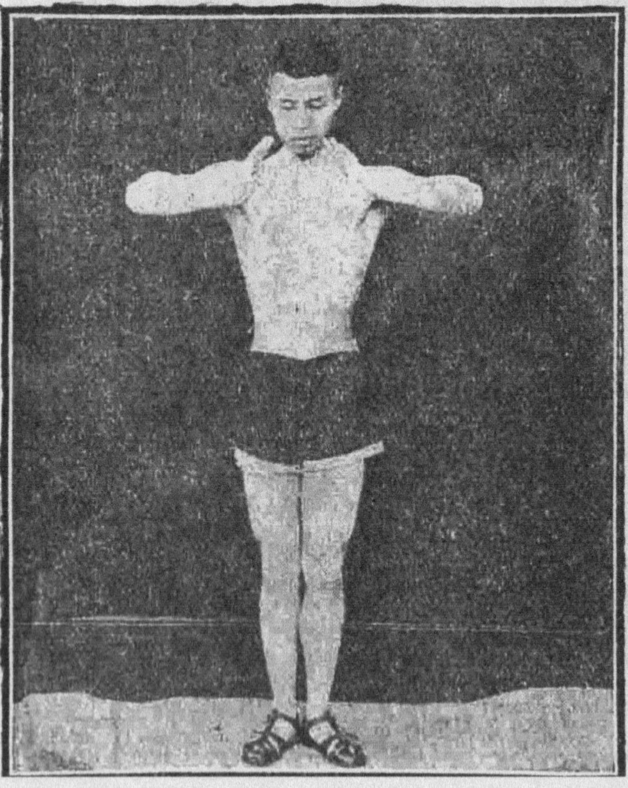

適成九十度之角。頭略向前屈。目視兩掌。（如圖一）

二、手指指端仍向上。兩掌向左右推開。（卽兩臂向左右伸也。）頭卽復正。目視前方。（如圖二）

圖二

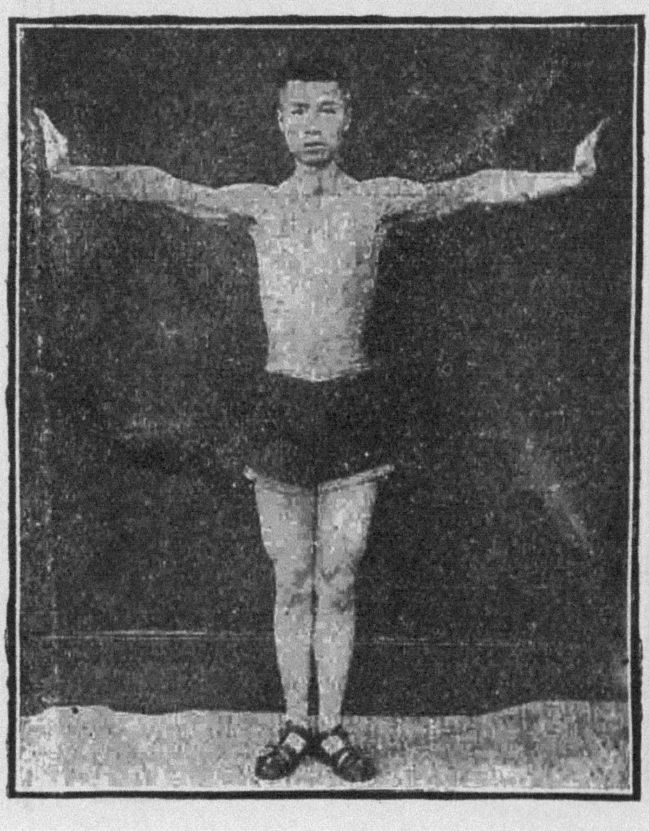

三、兩掌向胸前用力相合。(如一之姿勢。)同時兩掌迅速用力再向左右推開。(如二之姿勢。)頭亦前屈卽復正。

圖三

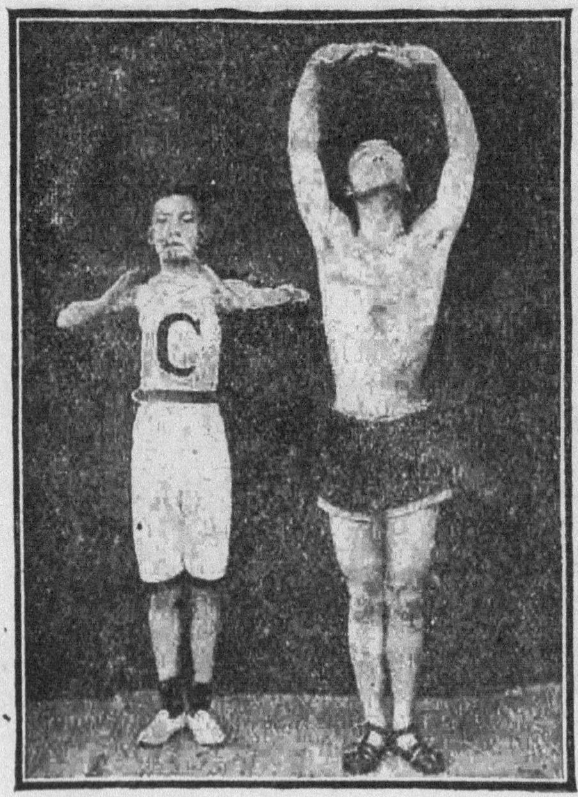

四、兩臂由肩前屈向上伸。掌心向上。兩手指尖相接。頭向後屈。目視兩手背。(如

(圖三)如法量力再行數次。至末數時。兩臂彿向上伸。即由肩前直向下伸。

原文　第二式　摘星換斗勢

單手高舉、掌須下覆、目注兩掌、吸氣不呼、鼻息調勻、用力收回、左右同之、

一、右臂沿身前向上伸。掌心向下。指端向左。肘直。頭向左屈。目視右手掌心。左手握拳。屈於胸之左側。拳則置於腰際。肘向後挺。(如圖四)

二、右臂由左下畫半圓形。手握拳。臂屈於右胸之旁。左臂沿

身前向上直伸。掌心向下。指尖向右。肘直。頭向右屈。目視左手掌心。（如圖五）

三、與一同。

四、與二同。

圖四

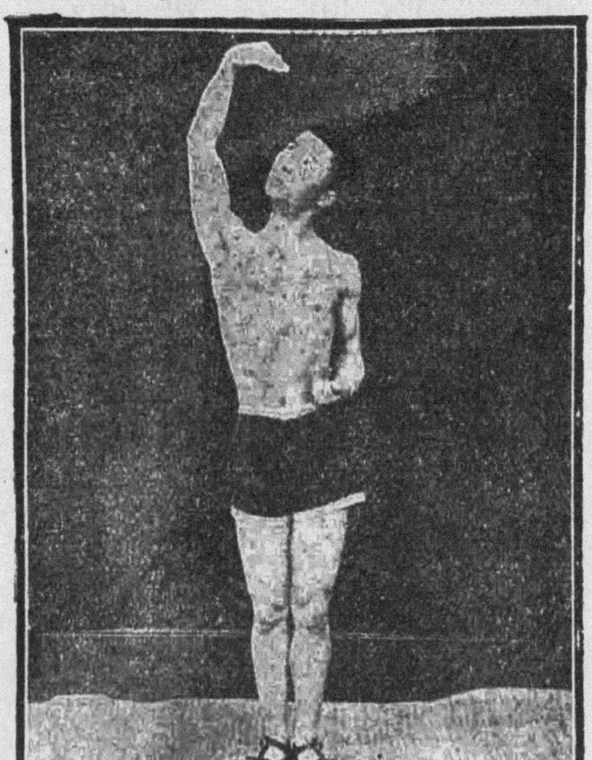

如法量力再行數次。至末數時。足尖併合。兩手握拳屈於胸旁。

圖五

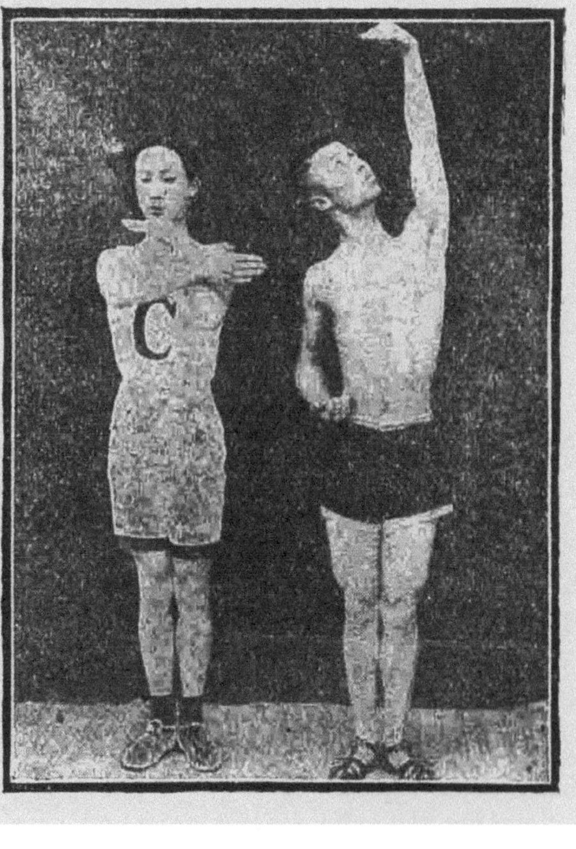

第三式

出爪。亮翅勢。

原文・掌向上分、足指拄地、兩脇用力、並腿立直、鼻息調勻、目觀天門、牙咬舌抵上腭、十指用力、腿直、兩拳收回、如挾

物然、

一、兩臂向前平伸。掌心向下。十指用力張開。指端向前。兩手大指相接觸。兩踵儘力提起。須離地有二寸許。目視兩手。（如圖六）

二、兩臂由前

圖六

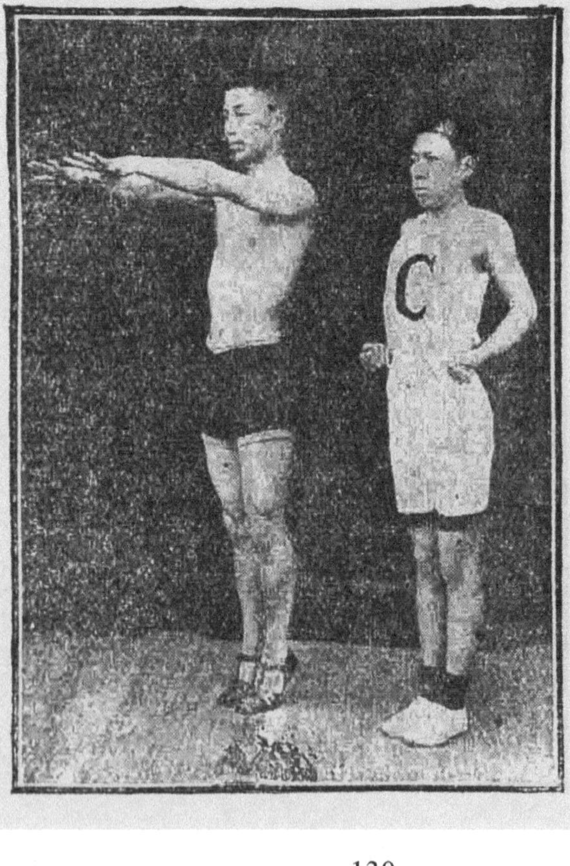

下。向左右上舉。掌心向前。指尖向上。手指仍用力張開。兩大指仍相接觸。兩踵落地。卽復提起。(如圖七)

圖七

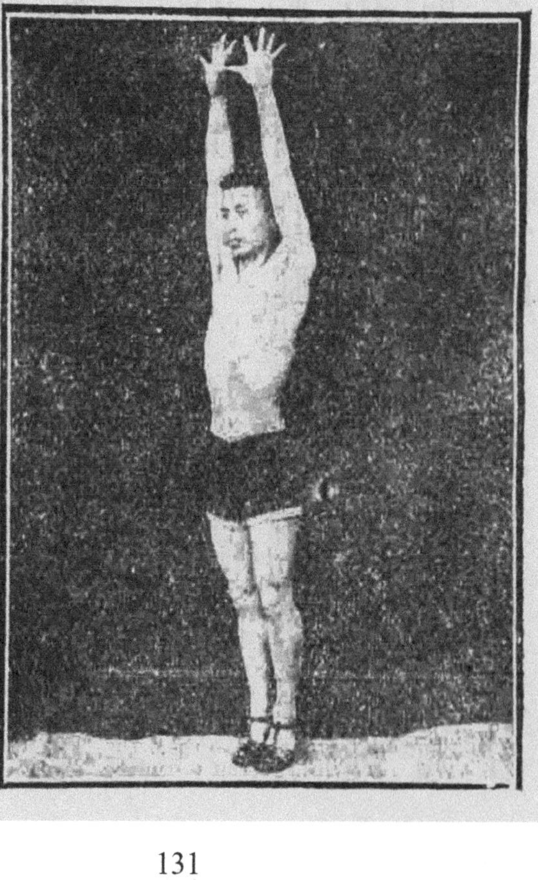

三、兩臂由左右下垂。同時卽復向上舉。兩踵亦放下提起一

次。

四、兩臂由前下。手握拳收回。屈於胸之兩側。肘向後挺。兩拳置於腰際。兩踵放下。如法量力再行數次。至末數時。兩手握拳。臂仍屈於胸旁。足尖仍閉。

第四式 倒拽九牛尾勢

原文 小腹運動、空鬆前跪、後腿伸直、二目觀拳、兩膀用力、

一、右足向右踏出一步。兩膝向下屈。作騎馬式。（法卽兩踵勿起。足尖向前。兩膝屈至與大腿相平。身體正直。肩勿傾向前。如騎馬之姿勢）、兩掌由肩前屈。向左右伸出。十指

指端向上。掌心向側。目視前方。（如圖八）

二、左踵移向左。左膝伸直。右趾移向右。右膝仍屈。右手由後下前上畫一圓形。指屈握拳。臂舉於右。肘微屈如弧形。（拳掌向上。拳

圖八

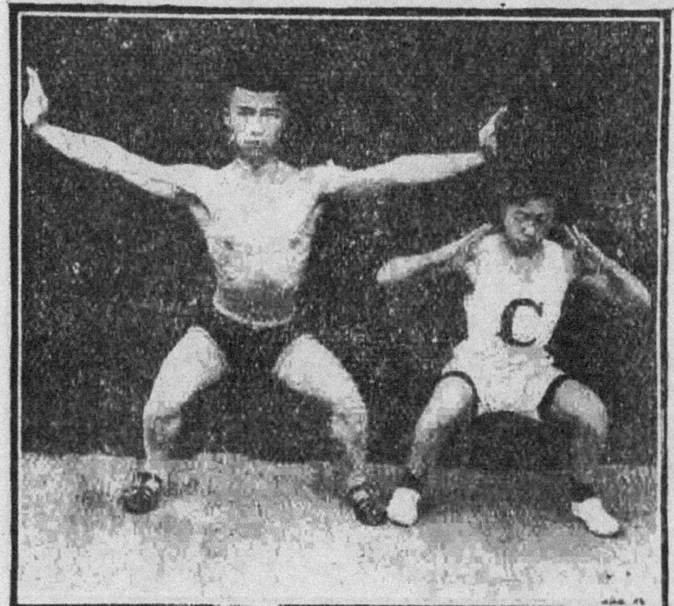

與眉齊。）頭向右轉。目視右拳。左手亦握拳。臂仍舉於左。（肘直。拳掌向後。）（如圖九）・・・

三、左踵移向右。右趾移向左。兩膝均屈。復騎馬式。兩臂由肩前屈向左右伸。目視前方。

圖九

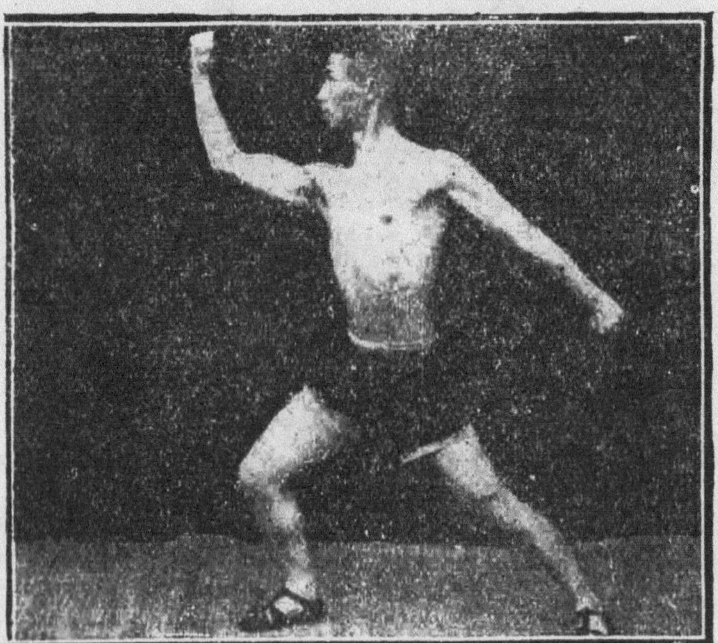

四、右踵移向右。右膝伸直。左踵移向左。左膝仍屈。左手由後、下前上畫一圓形。手握拳。臂舉於左。肘微屈如弧形。（拳掌向上。拳與眉齊）頭向左轉。目視

圖十、

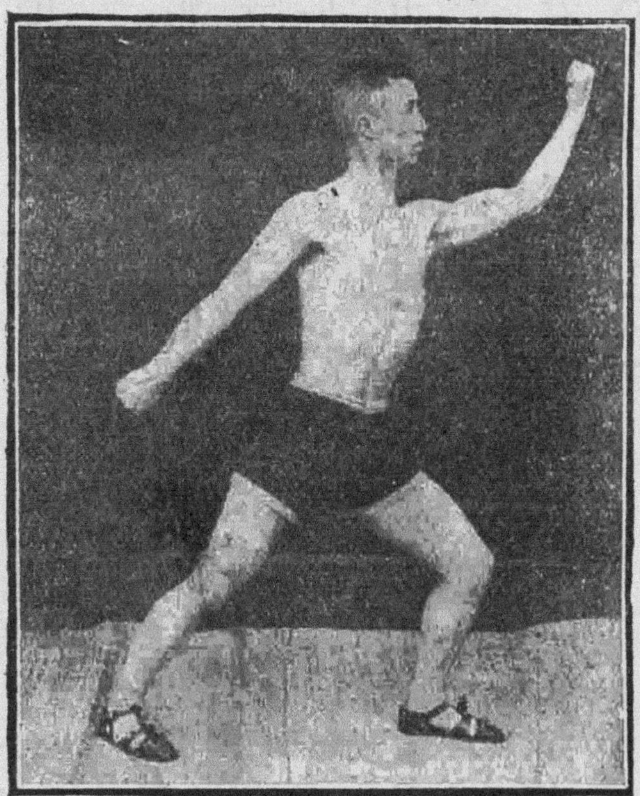

左拳。右手亦握拳。臂仍舉於右。（肘直拳掌向後。）（如圖十）

如法量力再行數次。至末數時。兩臂下垂。上體起立。足尖分開。右足併上。復立正姿勢。

第五式　九鬼拔馬刀勢

原文　單膀用力、夾抱頸項、自頭收回、鼻息調勻、兩膝立直、左右同之、

一、上體向右屈。右臂由右上屈於頸後。左臂由下背後向上伸。兩手相握於背上。（如圖十一）

二、上體復正。右手掌心向上。指端向左。臂向上伸。左手掌心

向下。指端向右。臂向下伸。（小指與尾骨相接觸）（如圖十二）

三、上體向左屈。左臂由左上屈於頸後。右臂由右下屈於背後。兩手相握於背上。

圖十一

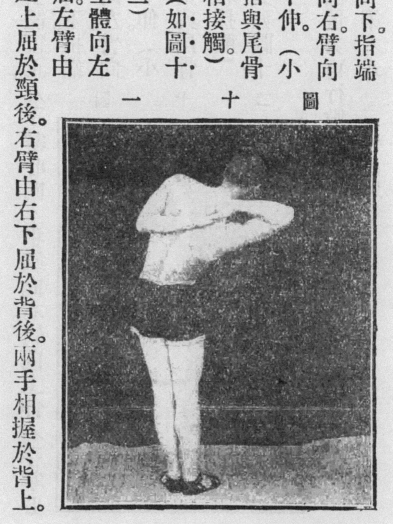

四、上體復正。左手掌心向上。指端向右。臂向上伸。右手掌心向下。指端向左。臂向下伸。（小指與尾骨相接觸。）（如圖十二 圖十三）

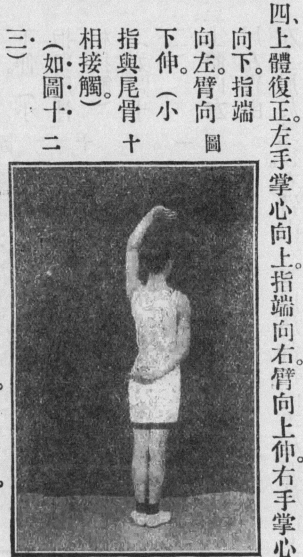

如法量力再行數次。至末數時足尖併合。兩臂下垂。

第六式 三盤落地勢

原文：目注牙呲、舌抵上腭、睛瞪口裂、兩腿分跪、兩手抓地、反掌托起、如托子金、兩腿收直、

一、右足向右踏出一步。兩膝下屈作騎馬式。兩手握拳屈於胸之

圖十三

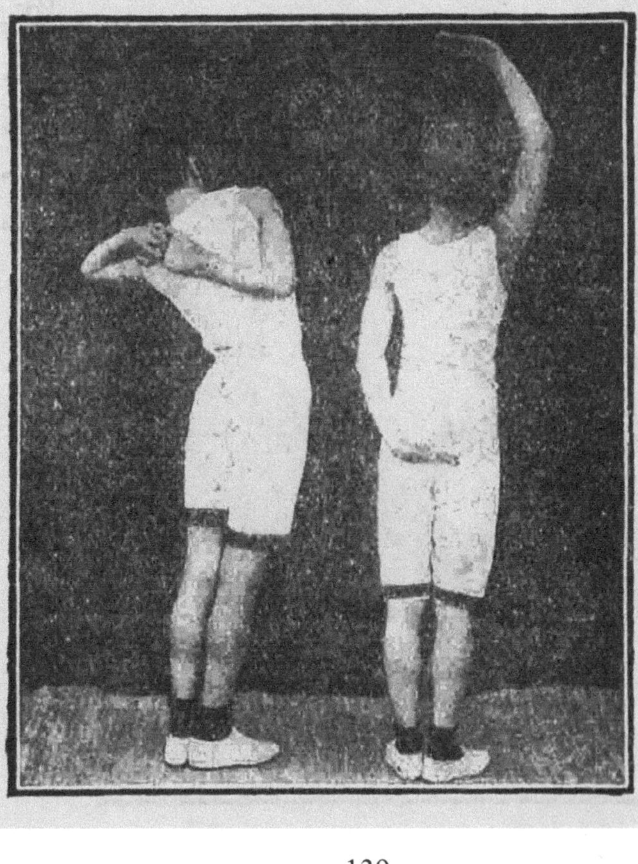

兩旁。肘向後挺。（如圖十四）

二、兩膝深向下屈。（踵弗離地）兩臂由身旁向後下伸。十指用力張開。兩手著地。目視前方。（

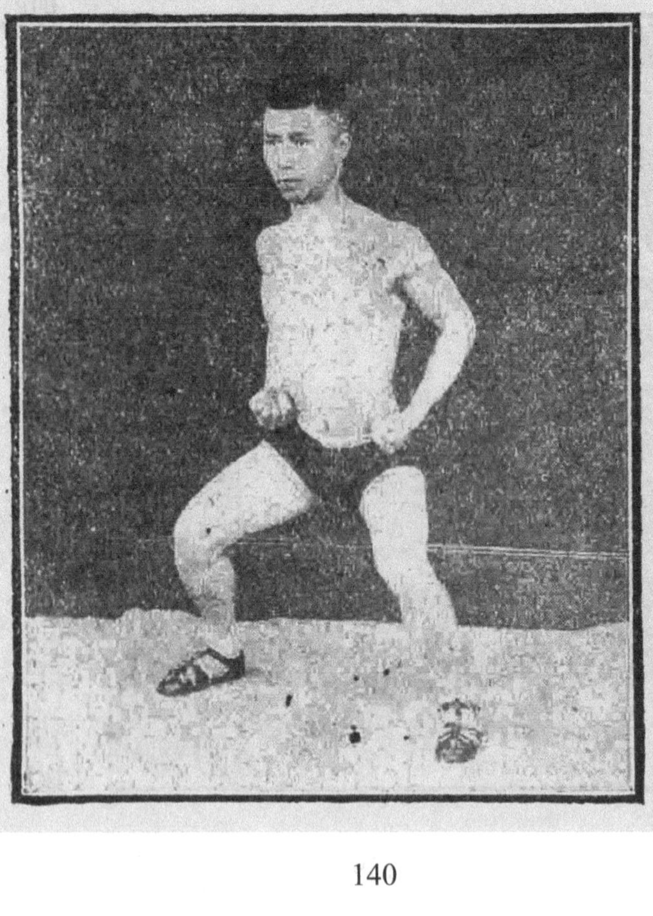

圖十四

（如圖十五）

三、兩小臂經兩腿之旁。繞過兩膝。兩手十指相組。掌心向上。兩小臂屈於腹部之前。與大臂適成

圖十五

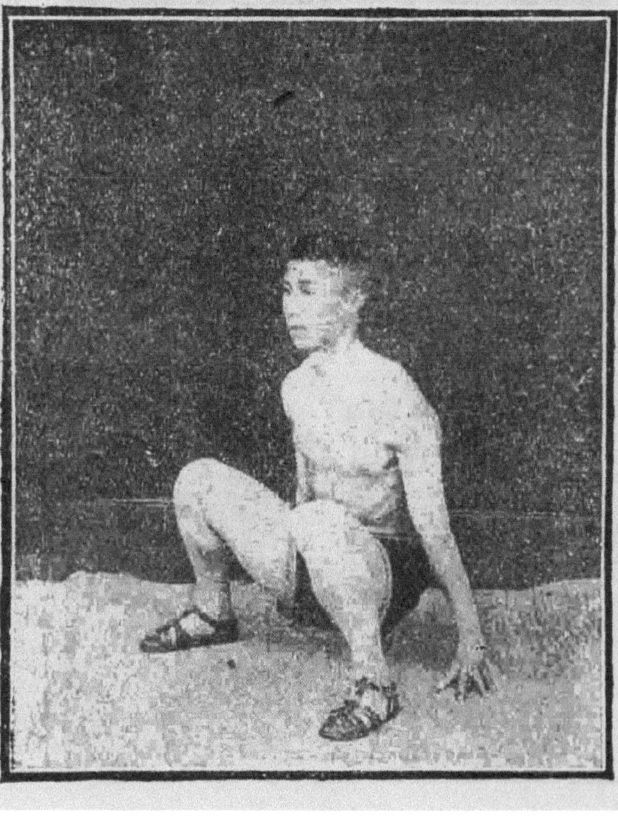

九十度之角形。兩膝略起。仍復騎馬式。(如圖十六)

四、兩膝伸直。十指仍組。兩臂由身前屈向上伸。同時掌心翻向上。頭向後屈。(目視兩手)(如圖

圖十六

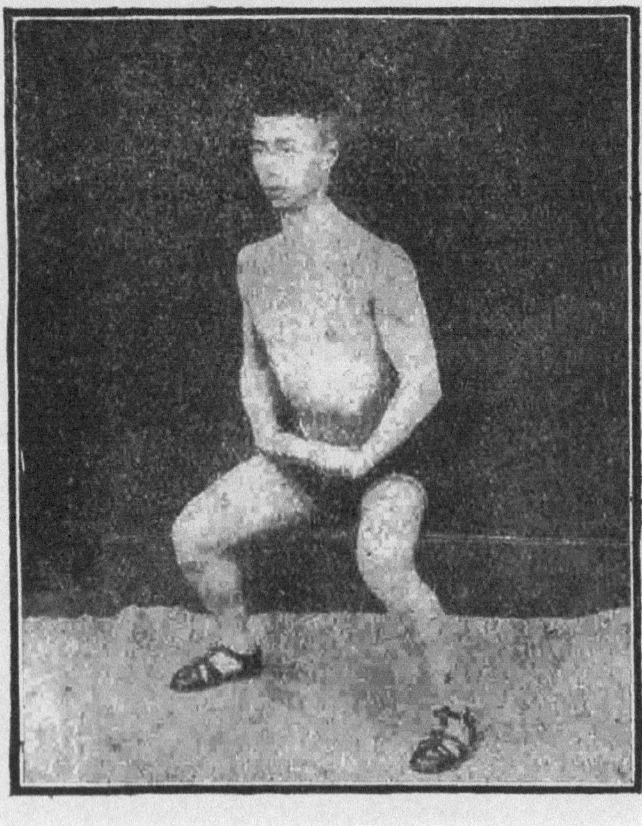

十七）如法量力再行數次。至末數時。上體起立。兩臂下垂。右足併上。足尖分開。復立正姿勢。

圖十七

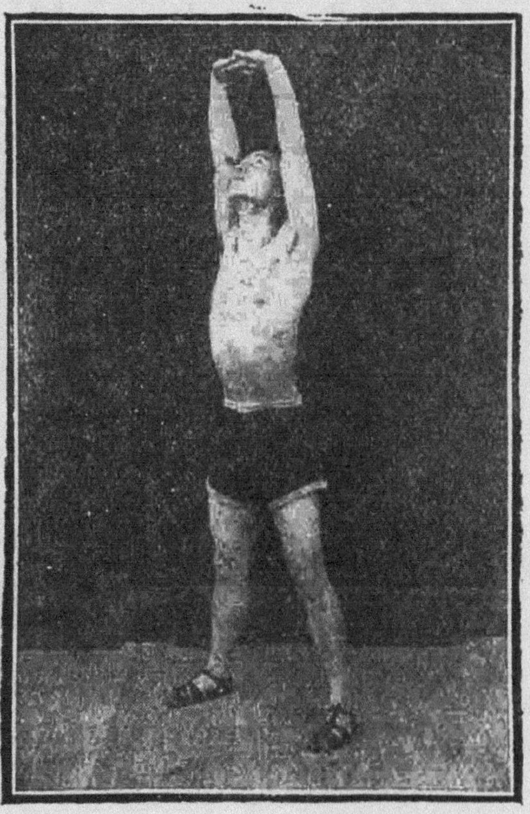

第七式 青龍探爪勢

原文 肩背用力、平掌探出、至地圍收、兩目注平、

一、上體與頭畧向右轉。(足膝不動。)左臂向右伸出。掌心向上。高與眉齊。大指屈於掌中。右臂手握拳。屈於胸之右側。肘向後挺。目視左掌。(如圖十八)

圖十八

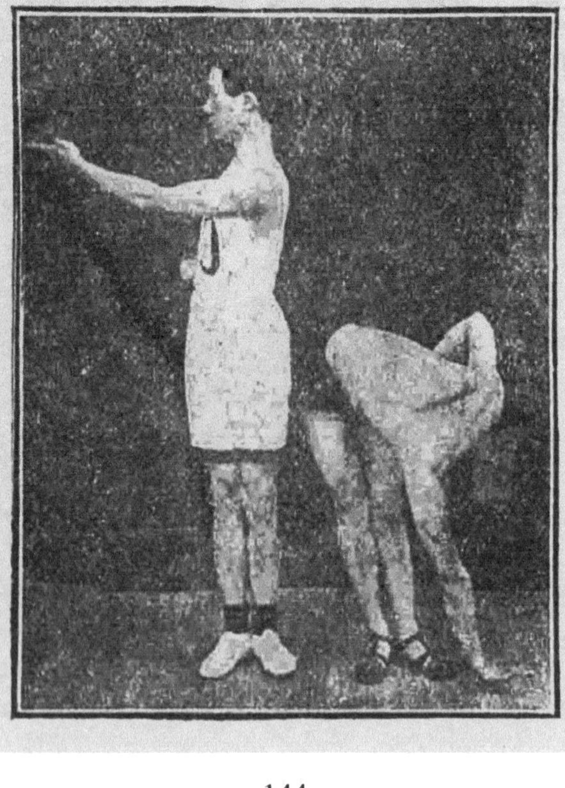

二、上體由前下屈。至左起立。向左旋轉。(足不動。膝勿屈)同時左臂由右下畫半圓形於身前。而至左側。(手掌近地。目隨左掌而行)。左手卽握拳。臂屈於胸之左側。肘向後挺。右臂卽向左伸出。掌心

圖十九

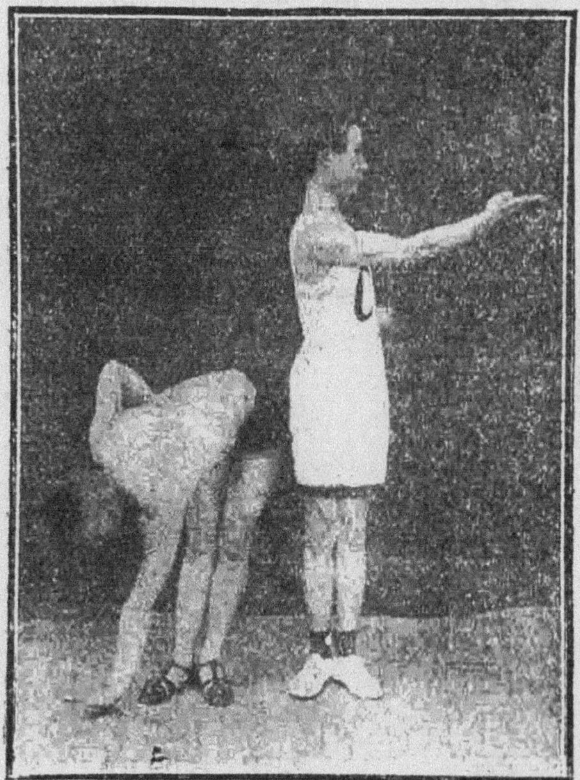

向上。指尖向左。高與眉齊。目視右掌。(如圖十九)

三、上體由前下屈。至右起立。向右旋轉。(足不動。膝勿屈。)同時右臂由左下畫半圓形於身前而至右側。(手掌近地。目隨右掌而行。)右手握拳。臂屈於胸之右側。肘向後挺。左臂卽向右伸出。(如圖十八)

四、與二、同。

如法量力再行數次。至末數時。兩手握拳。臂屈於胸之兩旁。右足向右踏出一步。兩膝屈下作騎馬式。

第八式　臥虎撲食勢

原文　膀背十指用力、兩足蹲開、前跪後直、十指拄地、腰平

頭昂、胸向前探、鼻息調勻、左右同之、

一、左踵移向左。左膝伸直。右趾移向右。右膝仍屈。身向右轉。上體向前屈。兩手指尖著地。目視前方。（如圖一一十）

圖二十．

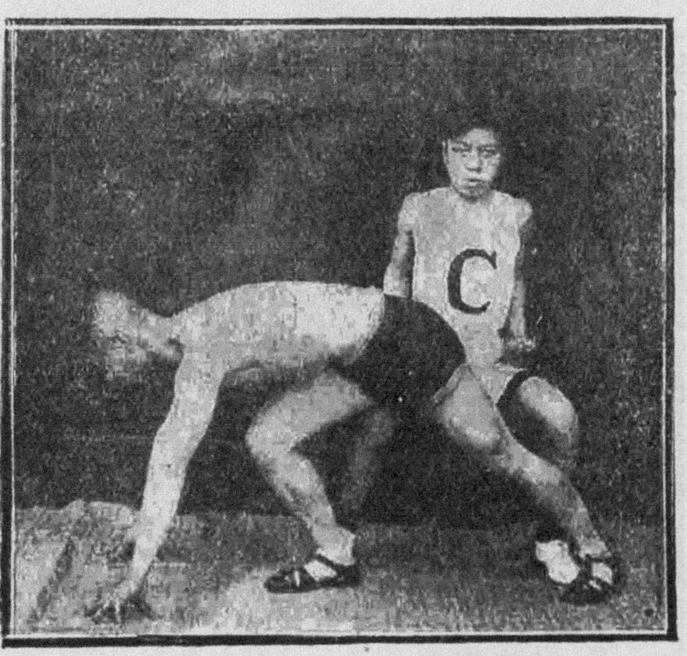

二、兩手著地。臂用力挺直。右足向後伸。與左足相併。兩膝伸直。足趾著地。（如圖二十一）

三、左足仍屈。

四、左踵移向右。膝仍屈。右趾移向左。復騎馬式。兩

圖二十一

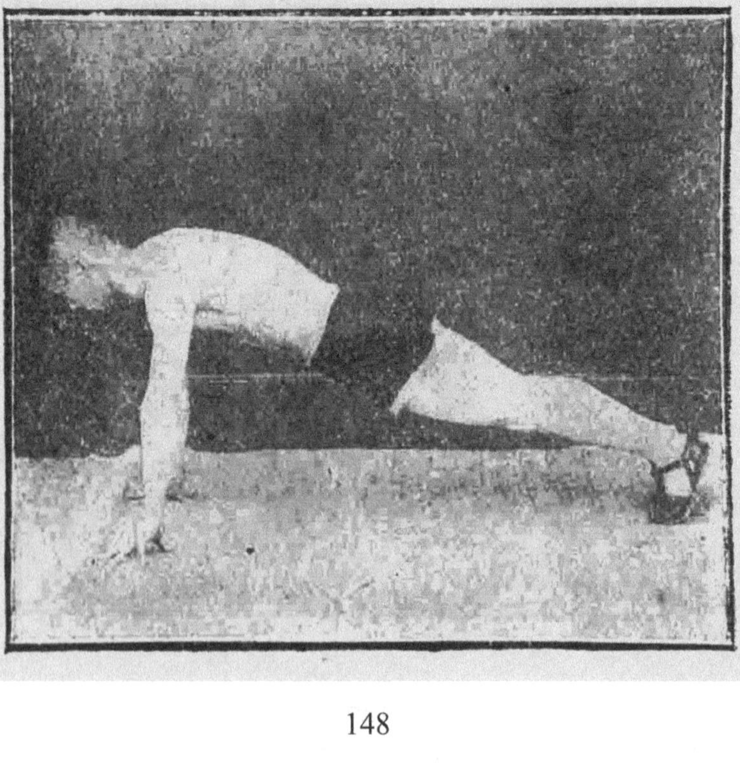

手握拳。屈於胸旁。（如圖二十二）

第二次如法左足向左行之。量力再向左右各行數次。至末數時。兩臂仍屈於胸旁。作騎馬式。

第九式 打。

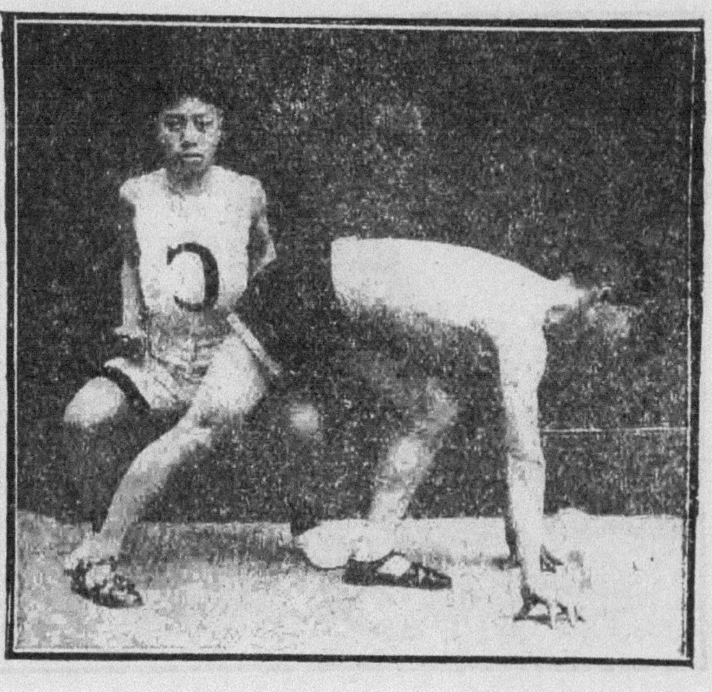

圖二十二

躬勢。

原文 兩肘用力、夾抱後腦、頭前用力探出、牙咬、舌抵上腭、躬身抵頭至腿、頭耳掩緊、鼻息調勻、

一、兩臂屈於肩上。兩手十指相組於頭頸之後。（

圖二十三

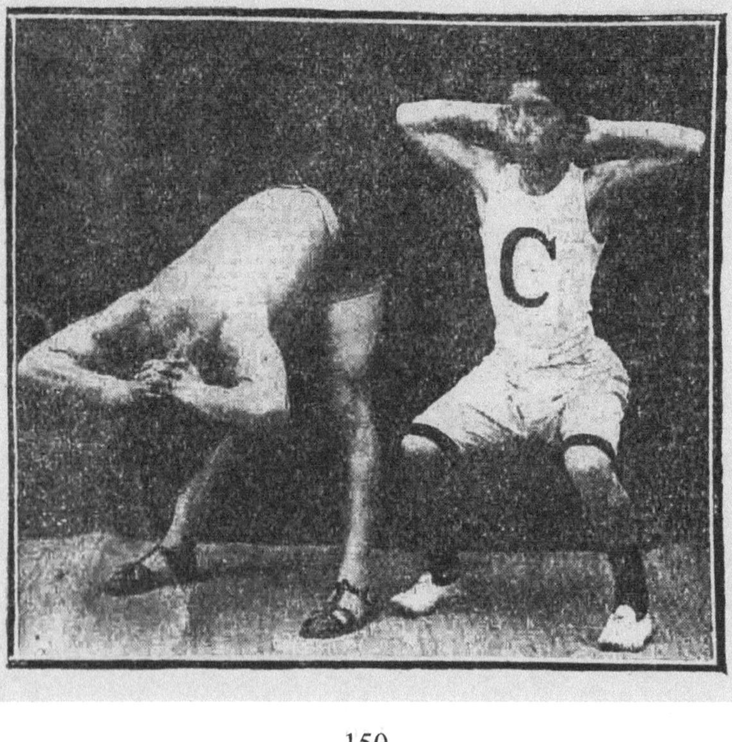

卽兩手义頸也。）兩膝伸直。上體向前屈。頭略抬起。（如·圖·二·十·三·）

二、上體復正。兩膝仍屈。復騎馬式。

三、與一、同。

四、與二、同。

如法量力再行數次。至末數時。上體起立。兩臂下垂。右足併上。足尖分開。復立正姿勢。

第十式　掉。尾。勢。

原·文·　膝直、膀伸、躬鞠、兩手交推至地、頭昂目注、鼻息調勻、徐徐取入、脚跟頓地、二十一次、左右膀伸七次、盤膝靜坐、口心相注、閉目調息、定靜後起、一、兩膝弗屈。上體向前深屈。兩手十指相組。以掌心著地。頭略抬起。

圖二十四

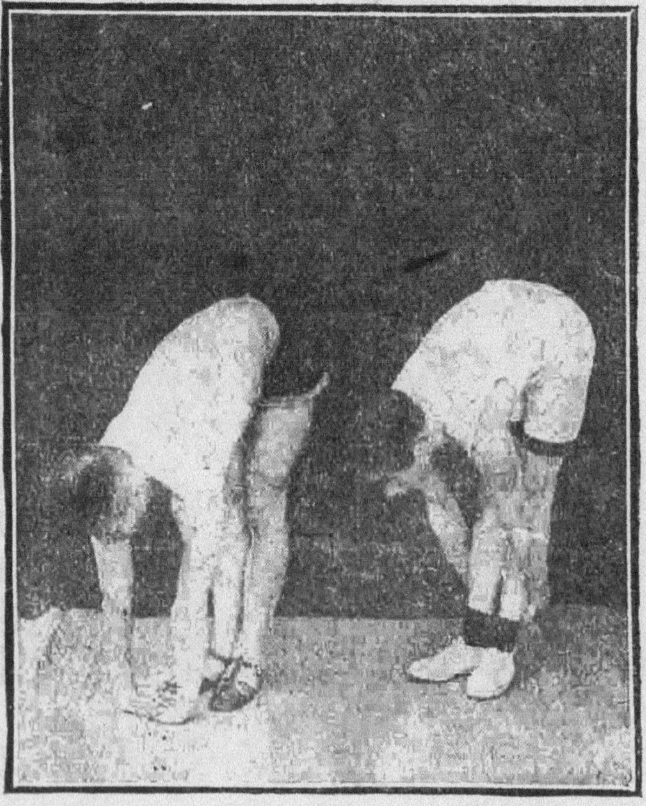

二、體仍前屈。兩手十指相組於小腿之後。手背向後。（如圖二十四）

三、復一、之姿勢。

圖二十五

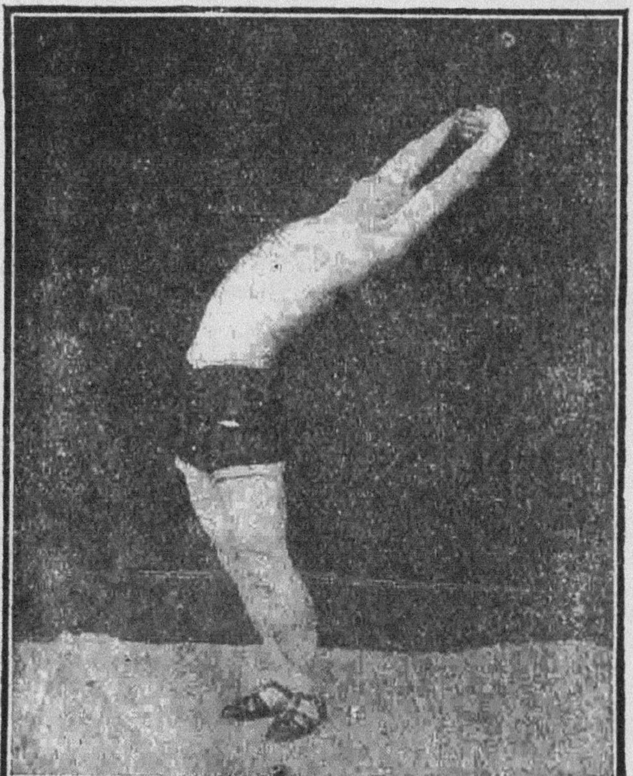

四、兩手十指仍組。兩臂由前上高舉。上體向後屈。（如圖二

十五）如法量力再行數次。至末數時。兩臂下垂。復立正姿勢。

易筋經廿四式圖說

王懷琪 編纂 商務印書館 民國八年九月四版

吳縣王懷琪編

易筋經廿四式圖說

上海商務印書[illegible]行

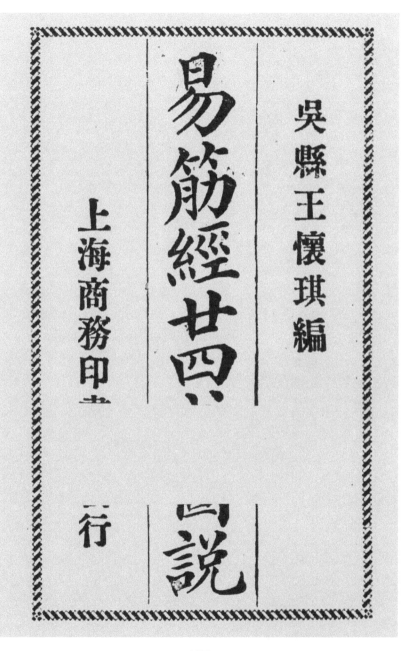

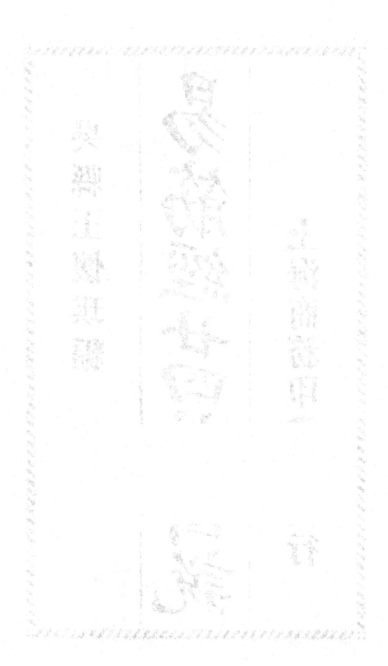

商務印書館

中華民國六年九月初版
中華民國八年九月四版

（易筋經廿四式圖說一冊）
（每冊定價大洋壹角貳分）
（外埠酌加運費匯費）

編纂者　吳縣王懷琪
發行者　商務印書館
印刷所　上海北河南路北首寶山路　商務印書館
總發行所　上海棋盤街中市　商務印書館
分售處　商務印書分館
北京　天津　保定　奉天　吉林　長春　龍江　濟南
東昌　太原　開封　洛陽　西安　南京　杭州　蘭谿
吳興　安慶　蕪湖　南昌　九江　漢口　武昌　長沙
寶慶　常德　衡州　成都　重慶　瀘縣　達縣　福州
厦門　廣州　潮州　汕頭　香港　桂林　梧州　雲南
貴陽　石家莊　哈爾濱　新嘉坡

八三三四白

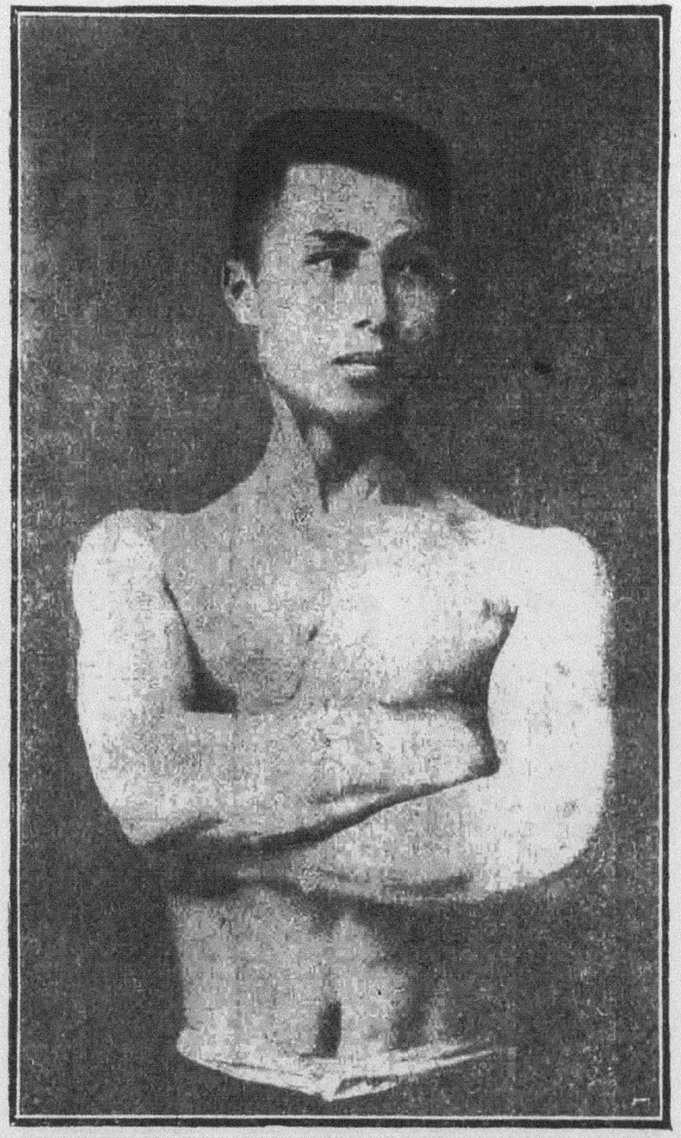

編者小影

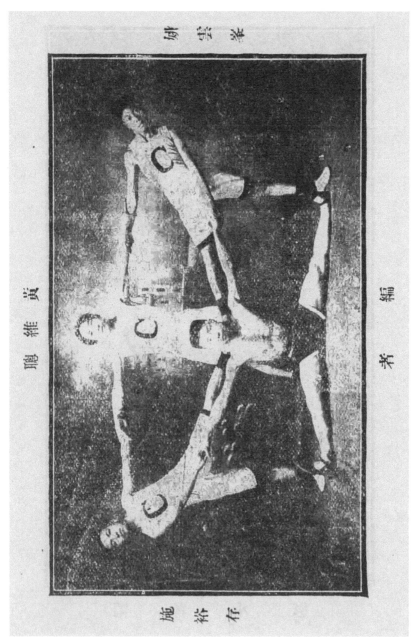

黃維聰

施裕存

姚雲峯

編者

凡例

一此種運動。爲國粹體育之一。原名易筋經八段錦。與尋常流行之八段錦不同。相傳後魏明帝太和年間達摩祖師所著。懷琪曾身試各式。多偏於上肢至下肢及腹腰各部。運動甚少。故不合於無基礎者之習練。茲特採取體操中之方法。參入並行。然原法仍未更動。因恐與通行之八段錦混淆。故名爲易筋經念四式。

一原本第一套計有十二式。第二套有五式。第三套有七式。懷琪恐學者難於記憶。故改八式爲一部。

一初練習時。每式以練二十次爲限。習練漸久。不妨再行增

易筋經廿四式圖說　2

加。萬勿過度行之。致受損傷。

一每部練畢。略事歇息三四分鐘。後行呼吸十數次。再習次部。

一練習次數。每分鐘不得過四十呼唱。

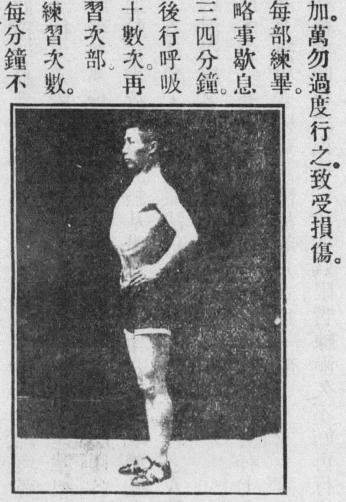

呼吸姿勢

一呼吸之法。先將肺部濁氣吐出二三口。再將身外淸氣。緩緩由鼻孔吸入。約逾十秒鐘時。再將肺內之氣。緩緩由鼻孔呼出。（參觀呼吸姿勢圖）

一吸入呼出。不可行之太速。如初練之時。以吸入十度呼出十度爲限。久之方可延長度數。

一行呼吸之時。不可於汚穢塵煙之地。宜於淸晨向陽。或多花樹之所。若行於屋內。須立近窗戶前。

一編者於此道。愧未深加研究。然爲保存國粹起見。亦不顧方家之貽笑。務望海內　方家。倘祈有以敎我。毋任感銘。

編者謹識

易筋經廿四式目次

第一部

第二部

第三部

易筋經廿四式圖說

預備姿勢

預備姿勢。即體操中之直立姿勢也。無論何種運動。非先正其姿勢。決不能收整齊之效果。

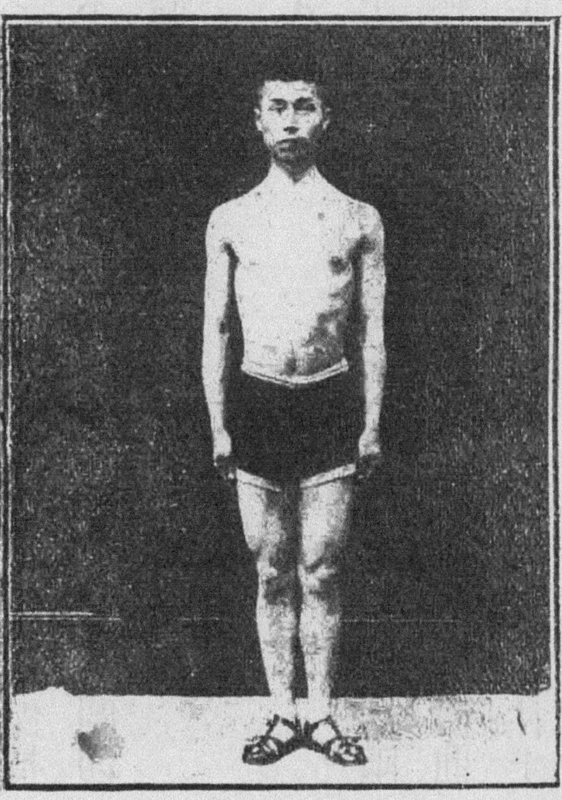

第一圖

此爲一定不易之理。故於運動之前。及運動之後。常宜保持此預備之姿勢。不宜使其稍有變動。試觀上列之第一圖卽爲最正當之預備姿勢。

第一部

第一式

原文：第一套第一式　面向東立、首微上仰、目微上視、兩足與肩、寬窄相齊、脚站平、不可前後參差、兩臂垂下、肘微曲、兩掌朝下、十指尖朝前、點數七七四十九字、十指尖想往上蹺、兩掌想往下按、數四十九字、卽四十九蹺按也、

預備：兩足向左右分開一步。其間距離。與肩闊狹相等。足

尖向前。兩足立於一線之上。兩臂垂於身之兩旁。離身約二寸許。肘微曲。兩手掌心向下。十指指端向前。目注前方。

方法

每唱一數。兩手指端向上一蹺。

第二圖

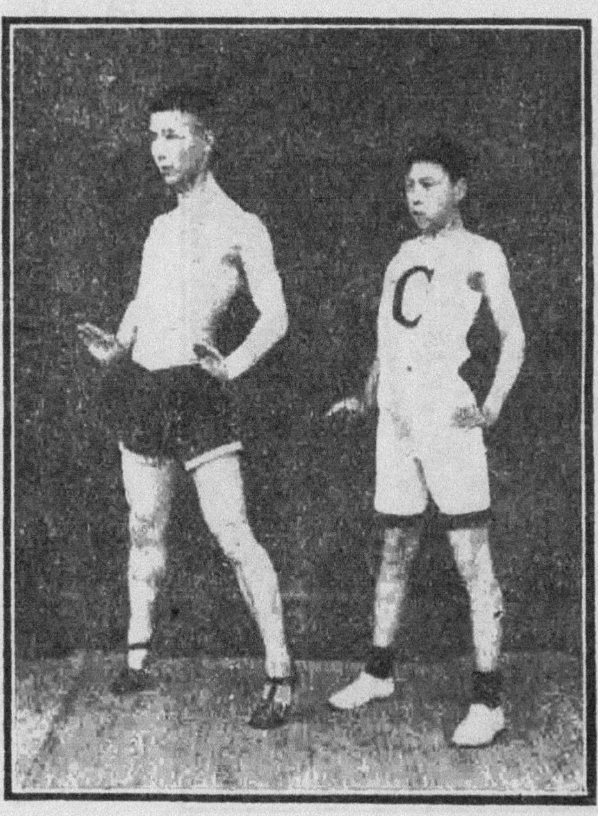

兩掌向下一按。同時兩踵提起復放下。(如第二圖)。

第二式

原文・第一套第二式接前式數四十九字畢、卽八指疊爲拳、拳背朝前、兩大指伸開、不疊拳上、兩大

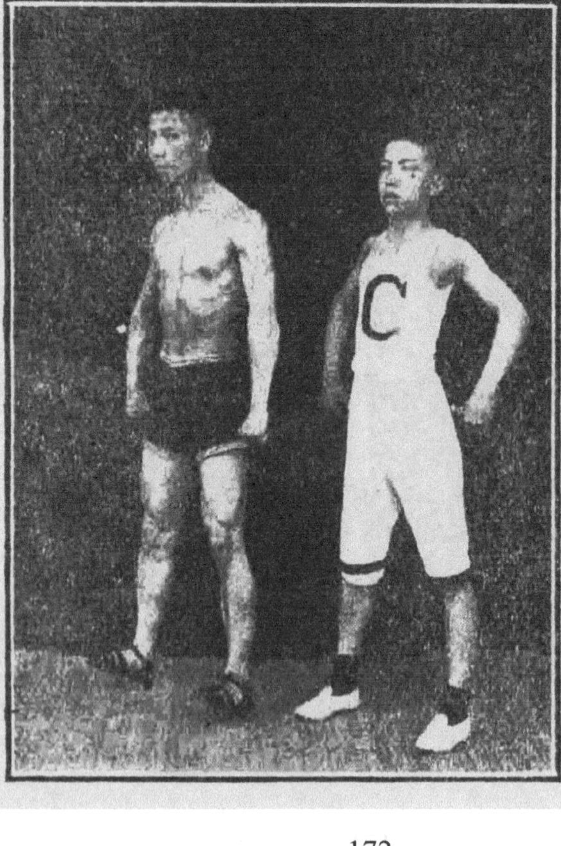

第三圖

指蹻起、朝身、不貼身、肘微曲、每數一字、拳加一緊、大指蹻一蹻、數四十九字、卽四十九緊、四十九蹻也、

預備　兩臂兩足仍如前式。將兩手八指曲疊爲拳。拳背向前。兩大指伸直。不疊於拳上。指端向身。相離約寸許。

方法　每唱一數。兩手大指向上一蹻。拳卽握緊一次。同時兩足尖蹻起放下。（如第三圖）

第三式

原文　第一套第三式　接前式數四十九字畢、將大指疊在中指中節上爲拳、趁勢往下一擶、肘之微曲者、至此伸矣、虎口朝前、數四十九字、每數一字、拳加一緊、卽四十九緊也、

預備・兩臂兩足仍如前式。將兩手大指疊於中指中節之上。拳背向前。

方法・每唱一數。兩肘向下伸直。拳即用力握緊

第四圖

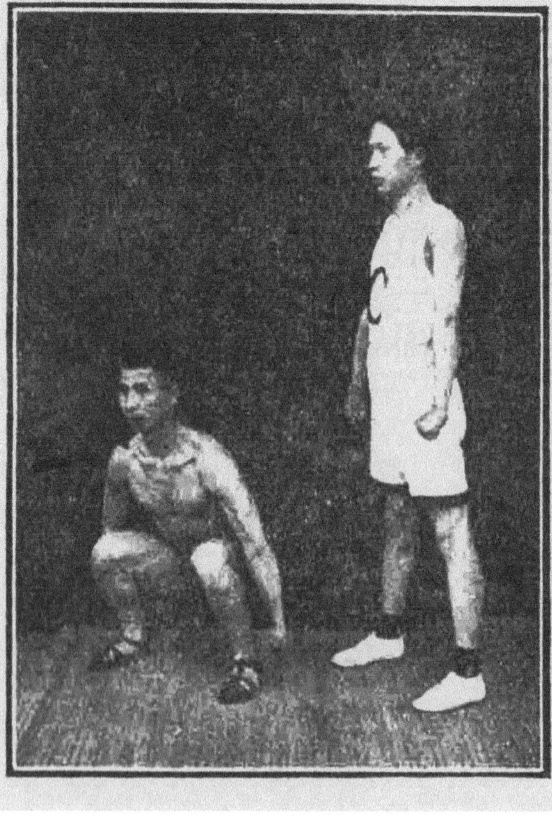

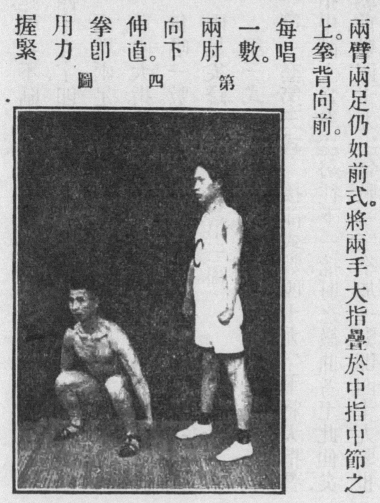

一次。兩膝向下深屈。（踵勿提起。）同時肘復屈膝復直。（如第四圖。）

第四式

原文・第一套第四式　接前式數四十九字畢、將兩臂平抬起、伸向前、拳掌相離尺許、虎口朝上、拳與肩平、肘微曲、數四十九字、拳加四十九緊、

預備・兩足仍如前式。兩手握拳。臂平舉於前。兩拳之距離高低與肩相等。虎口向上。兩肘稍屈。

方法・每唱一數。兩拳用力握緊一次。足不移動。兩膝略向下屈。兩大腿向中間閉合。再將兩腿分開。兩膝伸直。

第五式

（如第五圖。）

原文　第一套第五式、接前式數四十九字畢、將兩臂直豎起、兩拳相對、虎口朝後、頭微仰、兩拳不可貼身、亦不可離遠、數四十九字、每數一字、拳加一緊、

第五圖

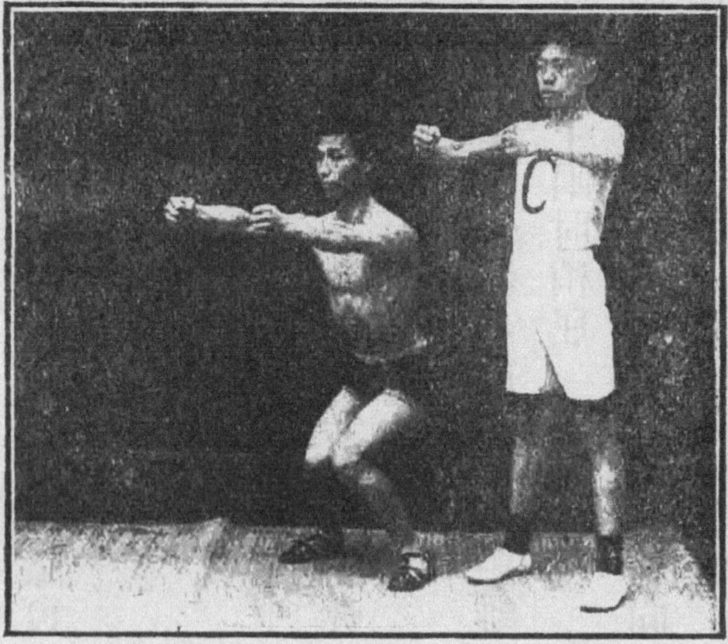

預備：兩足仍如前式。兩手握拳。臂向上舉。拳心相對。兩拳之距離。與肩相等。肘微曲。

方法：每唱一數。兩拳用力握緊一次。頭向後屈

第六圖

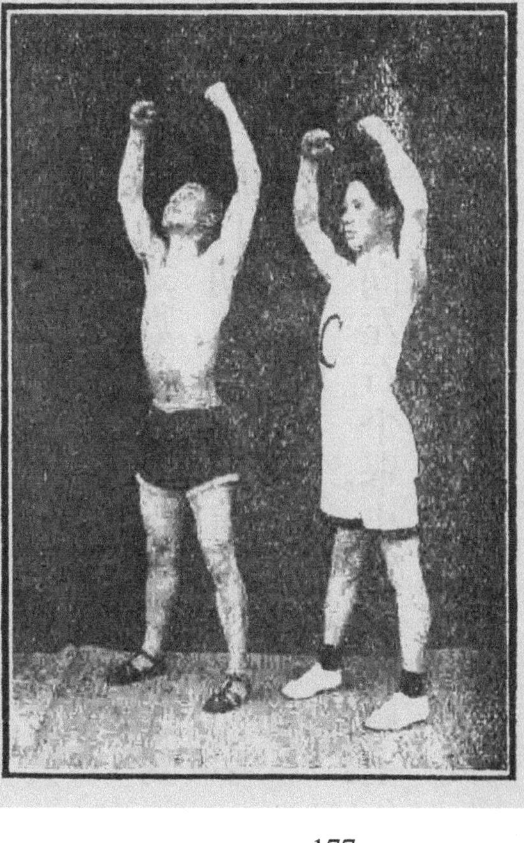

即復正。(如第六圖)

第六式

原文：第一套第六式　接前式數四十九字畢、兩拳上對兩耳、離耳寸許、肘與肩平、虎口朝肩、拳掌朝前、數四十九字、每數一字、肘尖想往後用力、拳加一緊、

預備：兩足仍如前式。兩大臂向左右平舉。小臂屈於肩上。兩手握拳。正對兩耳。離耳約寸許。肘與肩平。虎口向下。拳心向前。

方法：每唱一數。兩肘用力向後一挺。拳即握緊一次。同時上體向右轉。後即復正。　再唱一數。兩肘用力向後

一挺。掌卽握緊一次。同時上體向左轉。後卽復正。（如第七圖。）

第七式

原文·第一套第七式 接前式數四十九字畢、全身往後一仰、以脚尖離地之意、

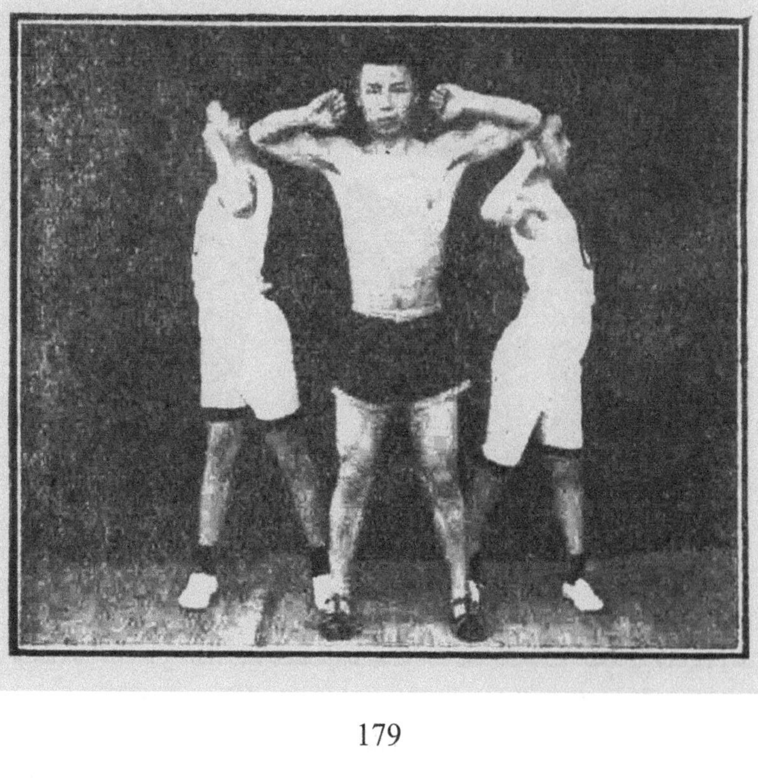

第七圖

趁勢一仰、將兩臂橫伸、直與肩平、虎口朝上、數四十九字、每數一字、想二拳往上往後用力、胸向前合拳加一緊、

預備・兩足仍如前式。兩臂向左右平舉。虎口向上。拳心向

第八圖

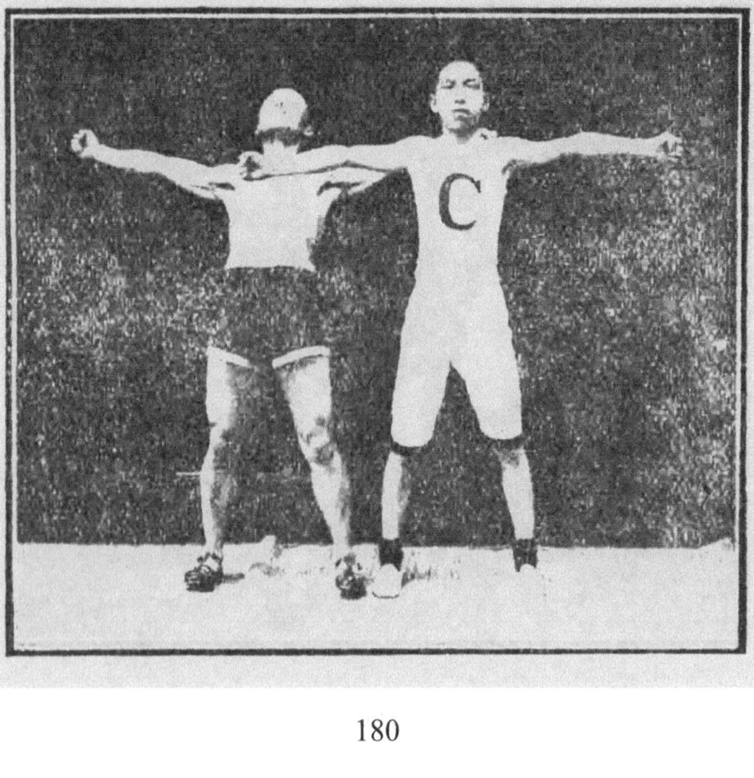

前。

方法：每唱一數。上體向後一仰。兩足足尖離地。後即復原。兩拳向後用力握緊一次。（如第八圖。）

第八式

原文：第一套第八式　接前式數四十九字畢、將兩臂平轉向前、與第四式同、但此兩拳略近些、數四十九字、每數一字、拳加一緊、

預備：兩足仍如前式。兩手握拳。臂平舉於前。兩拳相離約寸許。兩肘微曲。虎口向上。拳心相對。

方法：每唱一數。上體向前一屈。兩踵離地。同時體踵復原。

兩拳卽用力握緊一次。（如第九圖）

第二部

第一式

原文：第一套第九式 接前式數四十九字畢、將兩拳掌收回、向胸前兩乳之上些一擡、卽翻拳掌向

第九圖

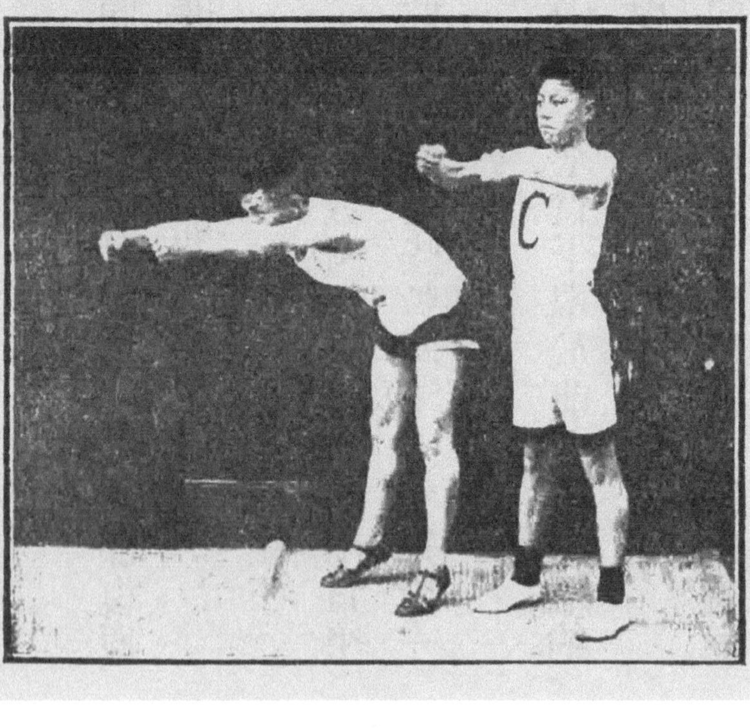

前、上起對鼻尖、拳背食指節尖、卽離鼻尖一二分、頭微仰、數四十九字、每數一字、拳加一緊、

第十圖

預備　兩足仍如前式。兩大臂向左右

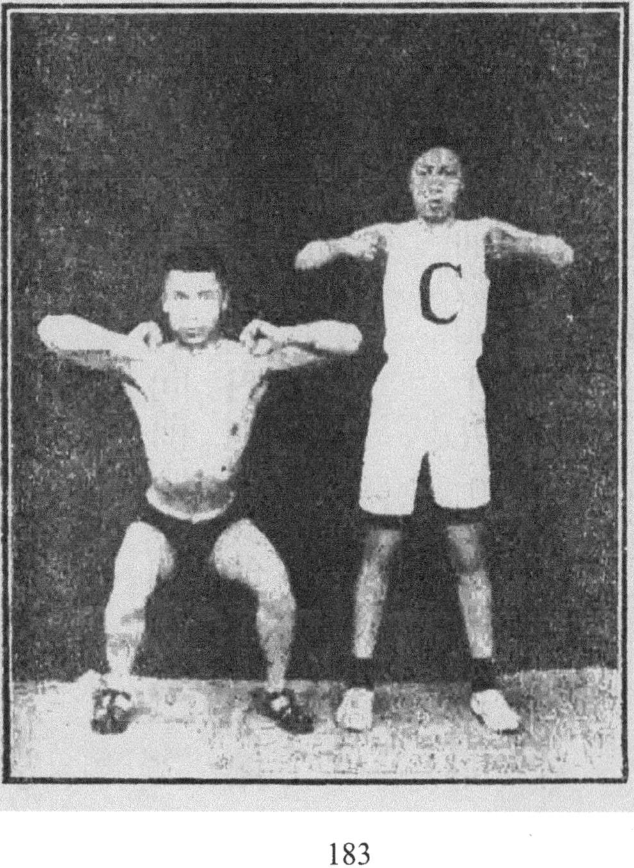

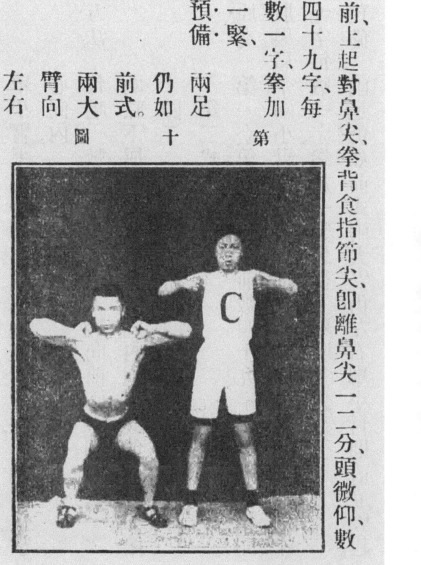

舉。小臂平屈於肩前。兩拳相離約寸許。虎口向上。掌心向內。

方法：每唱一數。掌心用力由下翻向前。兩拳卽握緊一次。兩膝下屈。同時掌心仍翻向內。兩膝復伸直。（如第十圖）

第二式

原文：第一套第十式　接前數四十九字畢、將兩拳離開、肘與肩平、兩小臂直豎起、拳掌向前、虎口遙對兩耳、數四十九字、每數一字、拳加一緊、想往上舉、肘尖想往後用力、

預備：兩足仍如前式。兩大臂仍左右舉。小臂則直立豎起。

第十一圖

（成半方形。卽兩臂半向上屈。）拳掌向前。

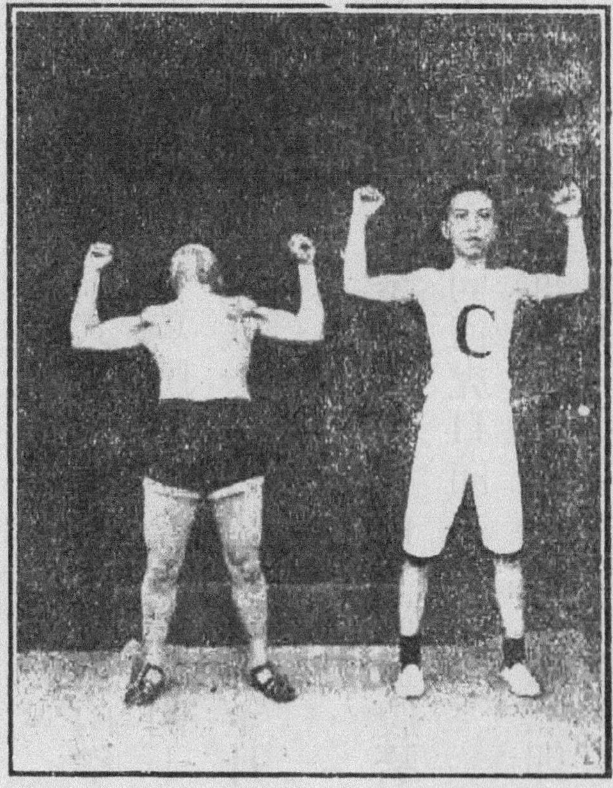

方法・每唱一數。兩拳用力握緊一次。兩肘用力向後一挺。

上體趁勢向後屈。同時體卽復正。（如第十一圖。）

第三式

原文：第一套第十一式　接前式數四十九字畢、將兩拳翻轉向下、至臍、將兩食指之大節、與臍相離一二分、數四十九字、每數一字、拳加一緊、數畢、吞氣一口、隨津以意送至丹田、如此吞送氣三口、

預備：兩足仍如前式。兩手握拳。臂屈於身前。拳置於腹臍之前。約距半寸許。拳心向內。虎口向上。

方法：每唱一數。兩拳卽用力握緊一次。上體向右彎屈。卽復正　再唱一數。兩拳仍用力握緊一次。上體卽向

左一屈。卽復正。（如第十二圖）。

第四式

原文· 第一套第十二式

吞氣三口畢、不用數字、將兩拳鬆開、兩手垂下、直與身齊、手心向前、往上端與肩平、腳跟微起、以

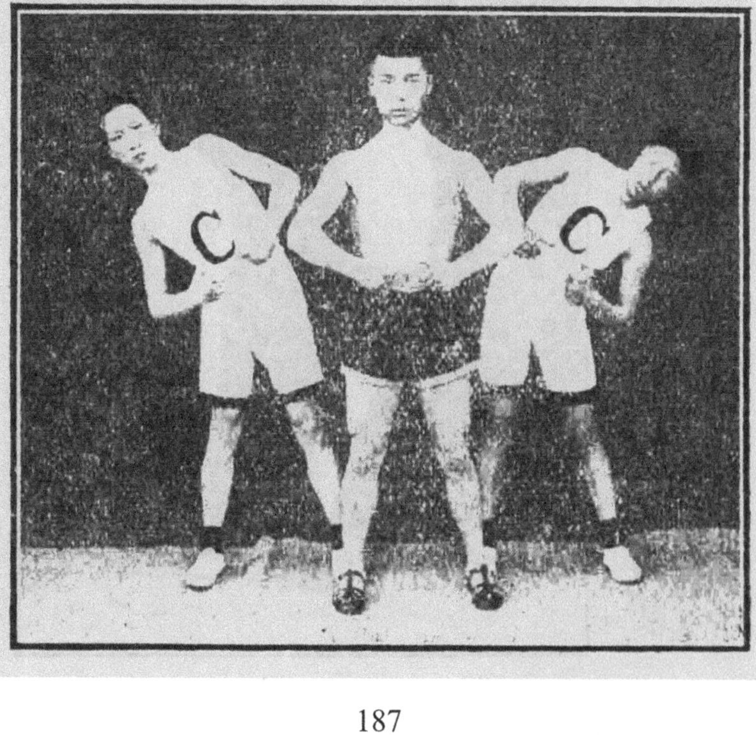

第十二圖

助手上端之力、如此三端、俱與平端垂物之用力相同、再將兩手疊作拳、舉起過頭、用力捽下、三舉三捽、

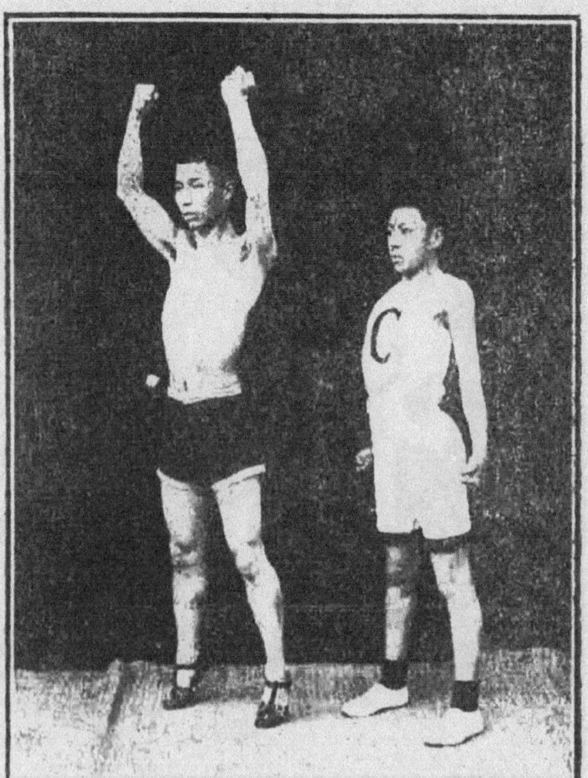

第十三圖

(如第十三圖)再將左右足一蹬、先左後右、各三蹬畢、仍東向靜坐片時以養氣、如接行第二套者、於吞氣後、接下來不

須平端捽手蹬足也、如欲接行第二套、即不用行此前套第十二式、即從前套第十一式呑氣三口送丹田之後、接行第二套第一式便合、

·預備· 兩足仍如前式。

第十四圖

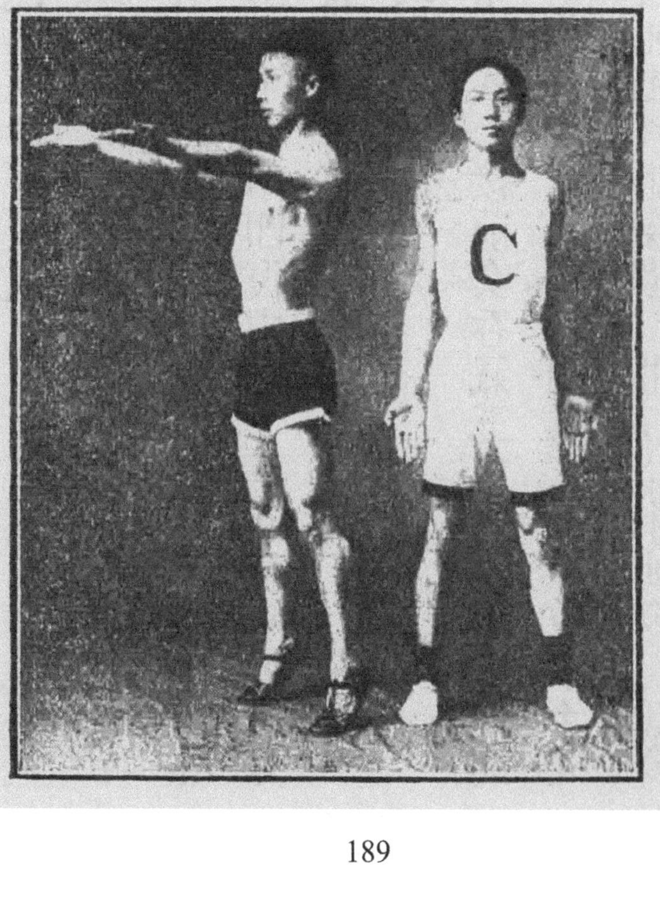

兩臂垂下。十指掌心向前。

方法：每唱一數。兩臂向前平舉。掌心向上。臂卽下垂。同時兩踵儘力提起。卽放下。再唱一數。兩手握拳。掌心向上。臂由前上高舉。卽復由前下垂。同時兩踵儘力提起。卽放下。（如第十四圖）。

第五式

原文：第二套第一式 接前套呑氣三口畢、將兩拳伸開、手心翻向上、端至乳上寸許、十指尖相離二三寸、數四十九字、每數一字、想手心翻平、想氣貫十指尖、若行此第二套第一式、須接前套第十一式呑氣三口、卽接行之、不用行前套

第十五圖

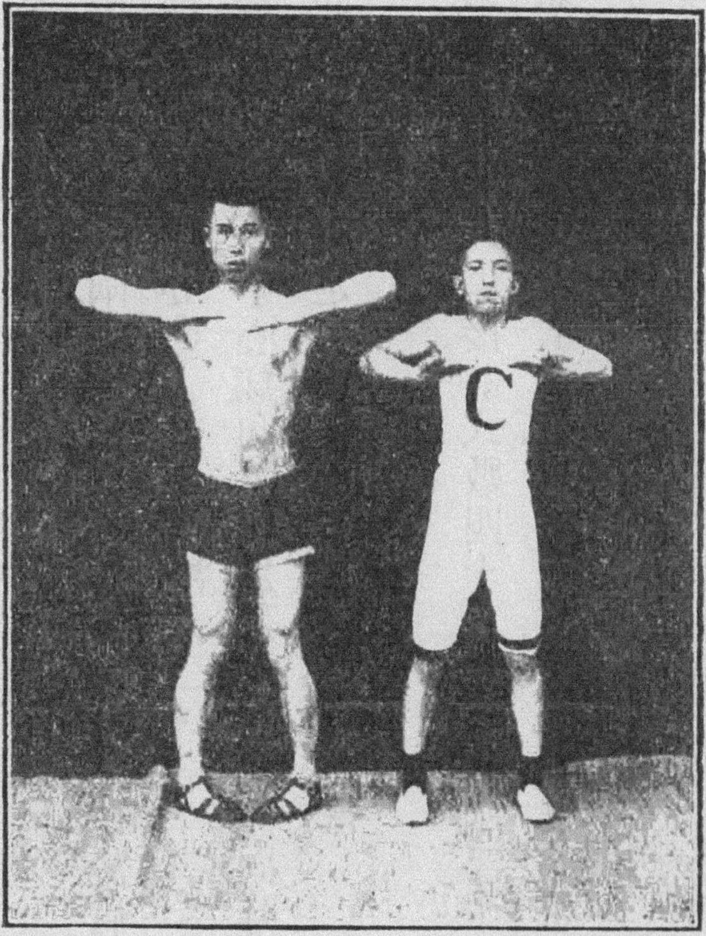

第十二式也、

預備·兩足仍如前式。兩大臂平舉於左右。小臂平屈於肩前。十指伸直。掌心向上。指端相離約二寸許。

方法·每唱一數。兩手掌心翻向下。兩足足尖移向內。同時卽掌心翻向下。足尖仍復原式。（如第十五圖。）

第六式

原文·第二套第二式　接前式數四十九字畢、將兩手平分開、橫如一字、與肩平、手掌朝上、胸微向前、數四十九字、每數一字、手掌手指、想往上往後用力、

預備·兩足仍如前式。兩臂向左右平舉。十指伸直。掌心向

上。

方法·每唱一數。胸向前一挺。兩手指與掌用力由上向後畫一圓形。（如第十六圖。）

第十六圖

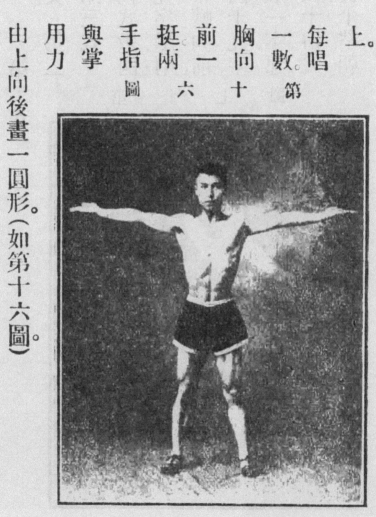

第七式

原文·第二套第三式

接前式數四十九字畢、兩臂平轉向前、數四十九字、每數一字、想氣往十指尖上貫、平掌朝

第十七圖

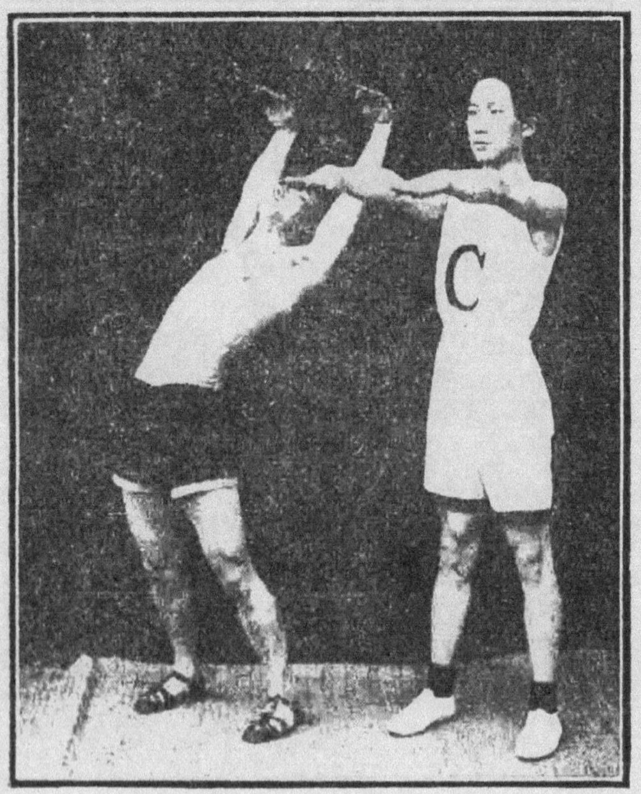

上微端、

預備　兩足仍如前式。兩臂平舉於前。十指伸直。掌心向下。

方法　每唱一數。兩臂向上舉。（手背向上。手指向前。）卽復前舉。上體向後屈。卽復正。（如第十七圖）

第八式

原文　第二套第四式　接前式數四十九字畢、將兩手爲掌撤回、拳掌朝上、拳背朝下、兩肘挾過身後、數四十九字、每數一字、拳加一緊、兩臂不可貼身、亦不可離遠、

預備　兩足仍如前式。兩手握拳。臂屈於胸旁。拳背向下。兩臂須離身約二寸許。

方法・每唱一數。兩膝下屈。（踵勿離地。）即復伸直。兩拳用力握緊一次。兩肘向後一挺。（如第十八圖。）

第十八圖

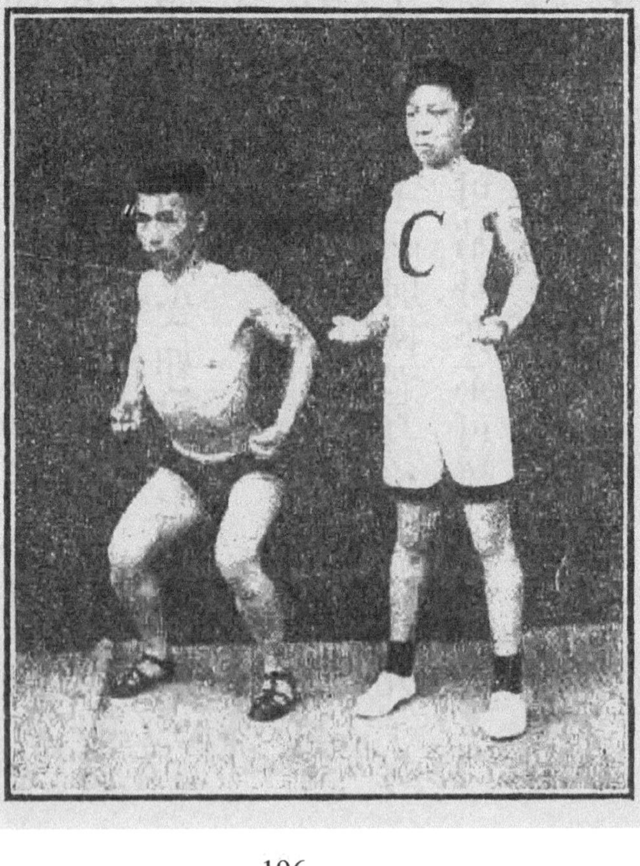

第三部

第一式

原文·第二套第五式　接前式數四十九字畢、將拳伸開、指尖朝上、掌往前如推物之狀、以臂伸將直爲度、每數一字、掌想往前推、指尖想往後用力、數四十九字畢、如前套第十一式、數字吞氣等法行之、此第二套五式行畢、若不歇息、欲接連行第三套、則於此套數字畢、照前套十一式、吞氣三口、送入丹田之後、卽接行第三套、仍減行前套第十二式可也、功行至此第二套五式、意欲歇息養神、必須將前套第十一式吞氣之法、及第十二式諸法、全數補行於此第二套五式之後、方能歇息也、預備・兩足仍如前式。兩臂向前伸。十指指尖向上。掌心向前。兩肘微曲。兩膝下屈與大腿相平。

第十九圖

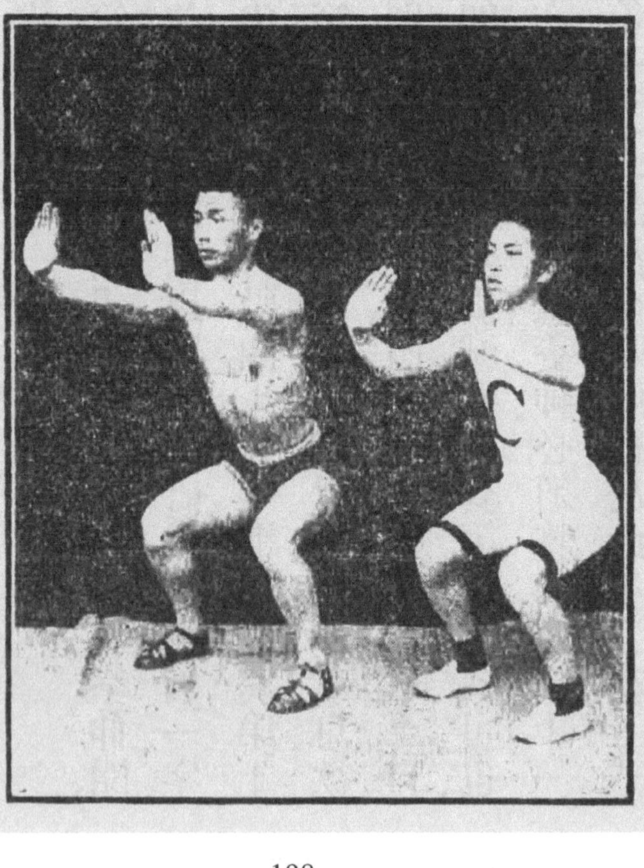

作騎馬式。

方法　每唱一數。足膝不動。兩手掌心向前推。十指用力向後。兩肘卽伸直復屈。(如第十九圖。)

第二式

原文　第三套第一式　接前式數四十九字畢、將兩手爲拳撤回、拳掌朝下、拳背朝上、兩肘挾過身後、數四十九字、每數一字、拳加一緊、兩臂不可貼身、亦不可離遠、

預備　兩膝伸直。足仍分開如前式。兩手握拳。臂屈於胸旁。拳背向上。掌心向下。兩臂離身約二寸許。上體向後屈。

方法・

上體仍屈。兩拳用力握緊一次。兩肘即向後一挺。（如第二十圖）

第二十圖

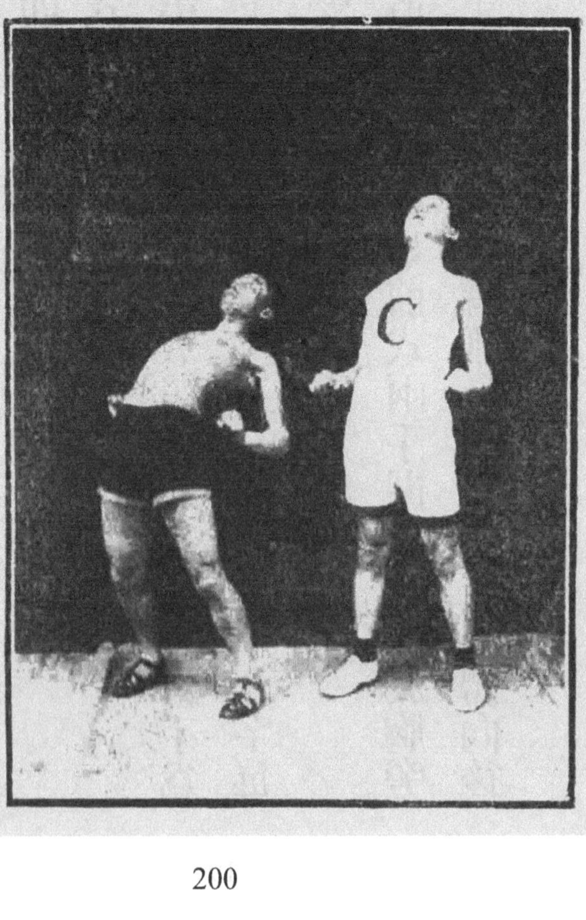

第三式

第三套第二式　接前吞氣後、將兩手心朝下、手背朝上、兩手向下、身體向前撲、兩手離地約寸許、起立置二手於乳上、再撲、兩臂與手向下、用力起撲四十九次、

原文：

第二十一圖

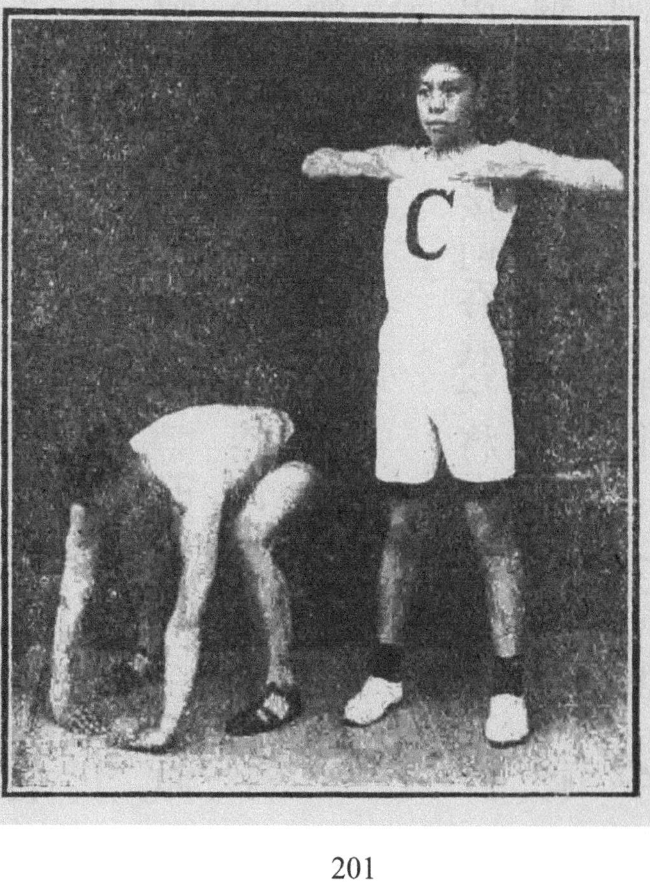

預備・ 上體復正。足仍左右分開。兩大臂平舉於左右。小臂平屈於肩前。兩手十指伸直。掌心向下。

方法・ 每唱一數。兩膝屈作騎馬式。上體前屈。兩臂向下伸。兩手掌心近地。目視手背。同時膝伸直。體復正。臂平屈。目前視。復還原式。(如第二十一圖)

第四式

原文・ 第三套第三式 接前吞氣後、將兩手心朝下、手背朝上、兩手起至胸前乳上、趁勢往下一蹲、脚尖略分開些、脚跟離地三五分、兩手尖相離二三寸、數四十九字、每數一字、兩臂尖想往後用力、想氣貫至十指尖上、

預備·兩足仍如前式。兩臂仍平屈於肩前。掌心仍向下。十指指尖相離約二寸許。兩膝略屈。兩踵離地約

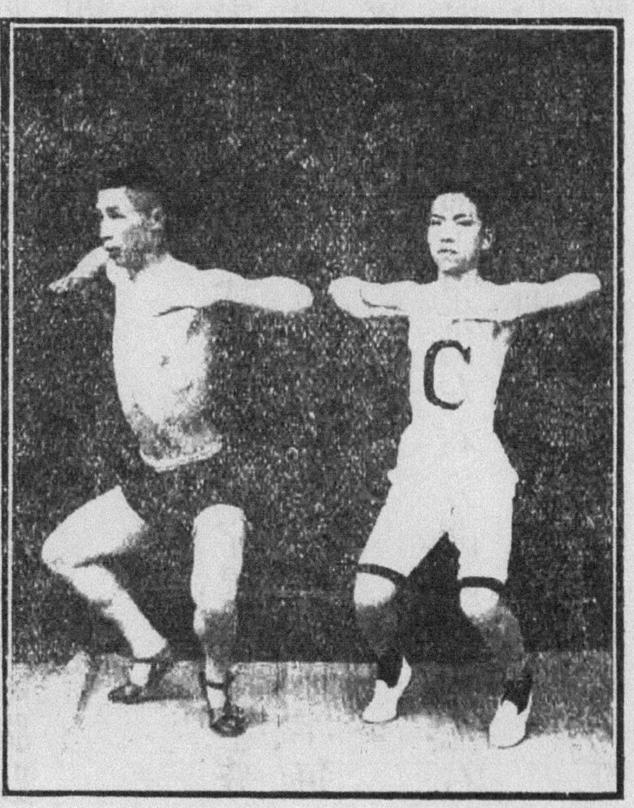

第二十二圖

寸許。

方法：每唱一數。膝仍屈。兩肘用力向後一挺。同時兩脚跟移向內。卽復原式。（如第二十二圖）。

第五式

原文：第三套第四式　接前式數四十九字畢、將兩手分開如一字、兩臂與肩平、手心朝下、胸微往前、數四十九字、每數一字、兩手往後用力、

預備：兩膝伸直。兩踵落地。兩足仍左右分開。兩臂向左右平舉。手心向下。上體向前屈。

方法：每唱一數。上體仍向前屈。兩臂用力由上向後一挺。

（如第二十三圖）。

第六式

原文、第三套第五式 接前式數字畢、將身一起、趁勢右手在內、左手在外、右手掌向左推、左手掌向右推、數四十九字、每數一字、右手掌向左

第二十三圖

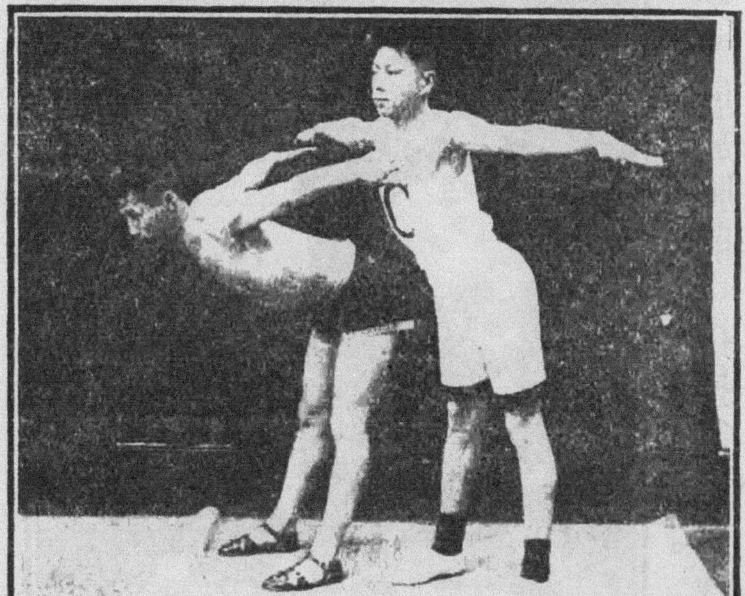

用力、指尖往右用力、左手掌向右用力、指尖往左用力、

預備・上體復正。兩足仍如前式。兩臂收回。交叉屈於胸前。十指指尖向上。左手

第二十四圖

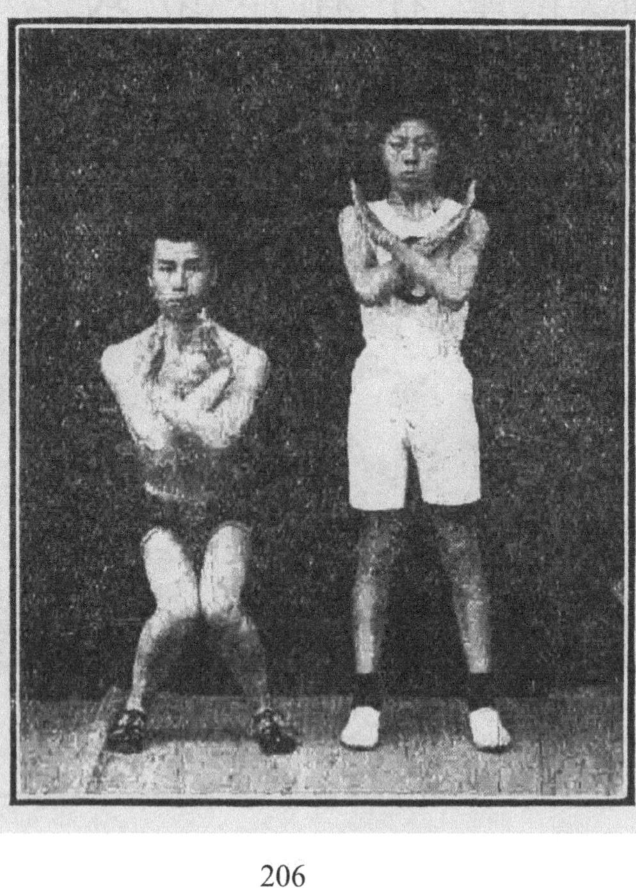

掌心向右。臂在外。右手掌心向左。臂在內。

方法：每唱一數。右掌向左推。手指用力向右。左掌向右推。手指用力向左。兩足弗動膝屈。兩大腿用力向內併合。同時卽復原式。（如第二十四圖）

第七式

原文：第三套第六式　接前式數四十九字畢、左手及臂在上、右手及臂在下、左手臂朝下、右手臂朝左、兩臂皆曲向、數四十九字、想氣貫十指尖爲度、兩臂不可貼身、

預備：兩足仍如前式。右臂平屈於胸前掌心向左。左臂屈於腹前。掌心向右。十指向上。臂屈。適成九十度之角

方法。形離身約寸許。每唱一數。左掌向左拉。右掌向右拉。(即兩臂肘向左右挺也。)足尖趁勢向上一翹。

第二十五圖

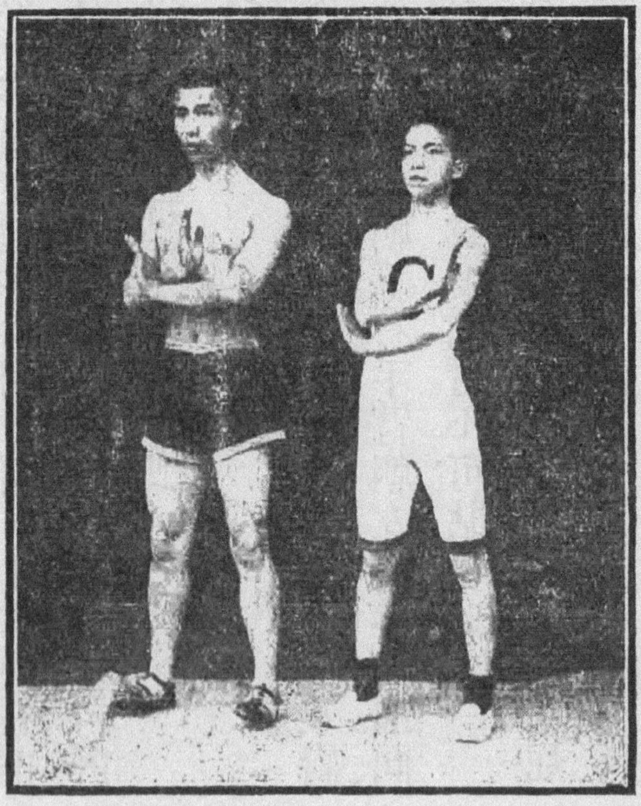

（如第二十五圖）。

第八式

原文　第三套第七式　接前式數四十九字畢、將兩臂垂下、手心翻轉向後、肘曲、十指尖亦曲、每數一字、想氣貫十指尖爲度、俱照前式、數四十九字畢、每照前式、照字吞氣、平端捽手蹬足畢、向東靜坐片時、不可說話用力、如要上項爲者、於五十日後、行到第三套一蹲之式、眼往上蹬、牙咬緊、將前左右各三扭、以意貫氣至項上、則爲貫上項矣、六十日後、以意貫氣至下部、則爲達下部矣、

預備　兩足仍如前式。兩臂垂於身後之兩旁。手心向後。

方法・每唱一數。臂彿動。肘一屈。十指指端。用力向上一蹻。兩膝屈伸一次。（如第二十六圖。）

第二十六圖

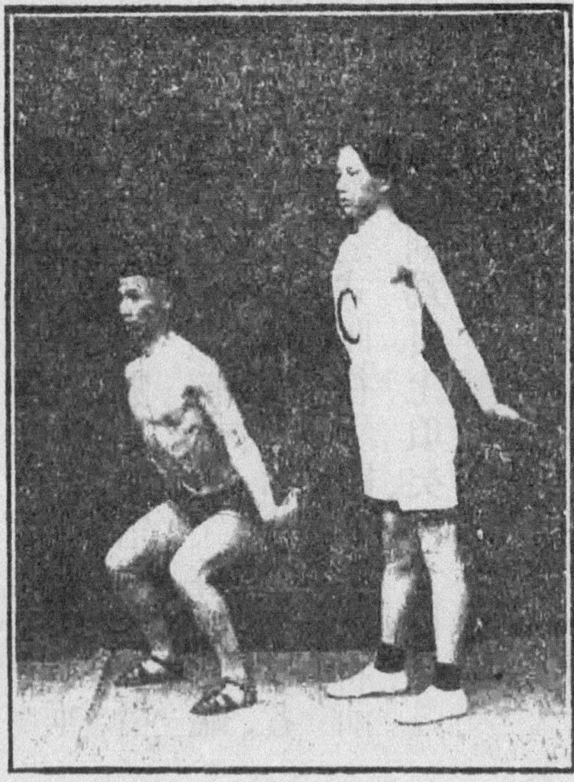

商務印書館發行

拳藝學初步

（一冊四角）

書凡二編。第一編述沿革及綱要、與教授、預備、排列法等。第二編述演習法。分椿手、揉手、空手、詮次之。洵爲拳藝專門家言。而吾國空前之著作也。

拳藝學進階

（一冊四角）

是書繼續拳藝學初步編纂。中間線索。銜接一氣。已習初步拳藝者。必當進而習此。庶無一暴十寒之誚。而有得心應手之樂。

新(1997)

全圖易筋經（附八段錦）

〔古印度〕達摩　青萊真人　著
梁子瑜　編
宣統三年版

達摩著

全圖易筋經

附八段錦

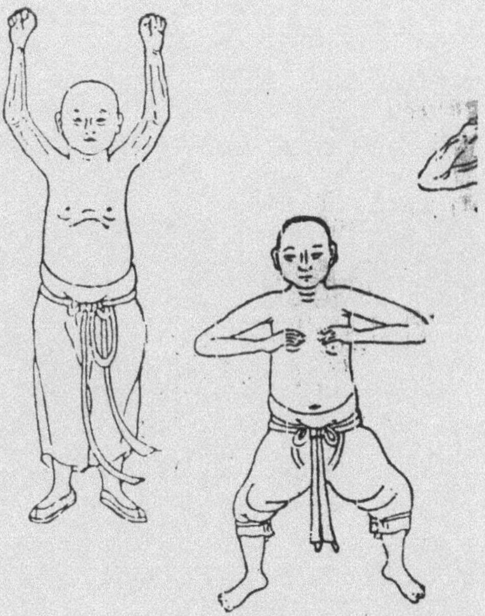

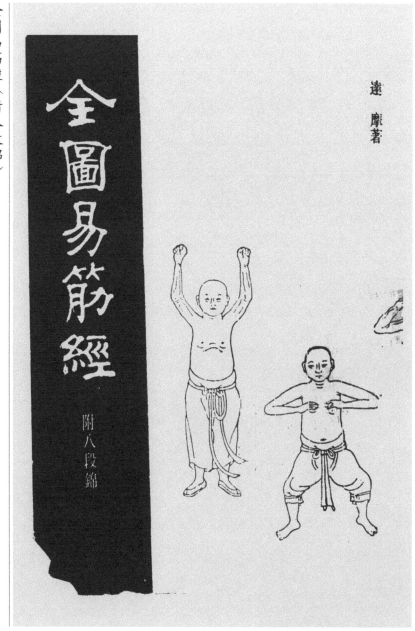

全圖民[illegible]

内附八段錦

全圖易筋經

大文堂藏板

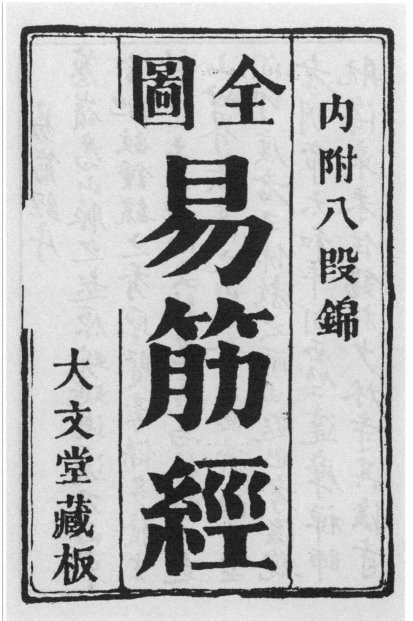

易筋經序

葱嶺為山脈之起原蜿蜒迤邐乃向東分馳故鍾毓之秀聖賢豪傑多發生於中土其西南支脈為喜馬拉雅山是山世界最高之山也介乎西藏印度之間印度者又佛教之所由起也考後魏孝明帝太和年間西竺達摩禪師航海東來住錫於少林寺其後寺

僧於破壁間搜其遺書得易筋經易
筋云者導引吐納熊經鴟顧引接腰體
動諸關節以求難老能令筋力易換精
衰為壯轉弱為強使引年益壽也是書
雖來自西方而與我國儒者所言禮可以
固人肌膚之會筋骸之束則殊途同歸
猶衆山之異脈同原耳達摩為西竺名
僧其術多不傳之秘今世所盛傳者推易

筋經真紫府之金丹玉堂之秘籙也至
八段錦一書則修真之學而有窮理盡
性之功亦可與易筋經并傳不朽云
宣統三年歲次辛亥季夏朔日存菴
主人梁士賢子瑜氏序

全圖易筋經

西竺達摩祖師著　高要梁士賢子瑜輯

目錄

第一套第七式

第一套第八式

第一套第九式

第二套第十式

第二套第十一式

第一套第十二式

第二套第一式

第三套第二式

第三套第三式

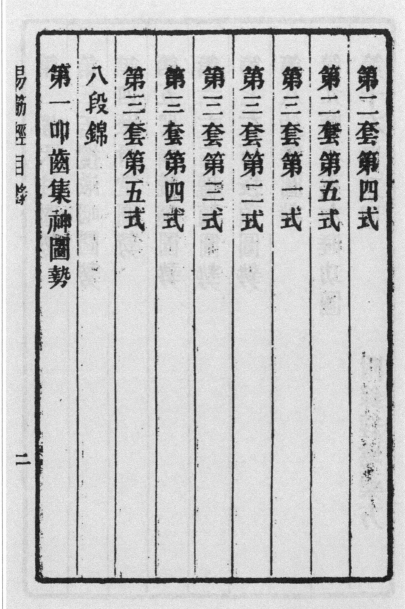

易筋圖說

達摩著

第一套第一式

面向東立首微上仰目微上視兩足與肩寬窄相齊脚站平不可前後參差兩臂垂下肘微曲兩掌朝下十指尖朝前點數七七四十九字十指尖想往上蹻兩掌想往下按數四十九字即四十九蹻按也

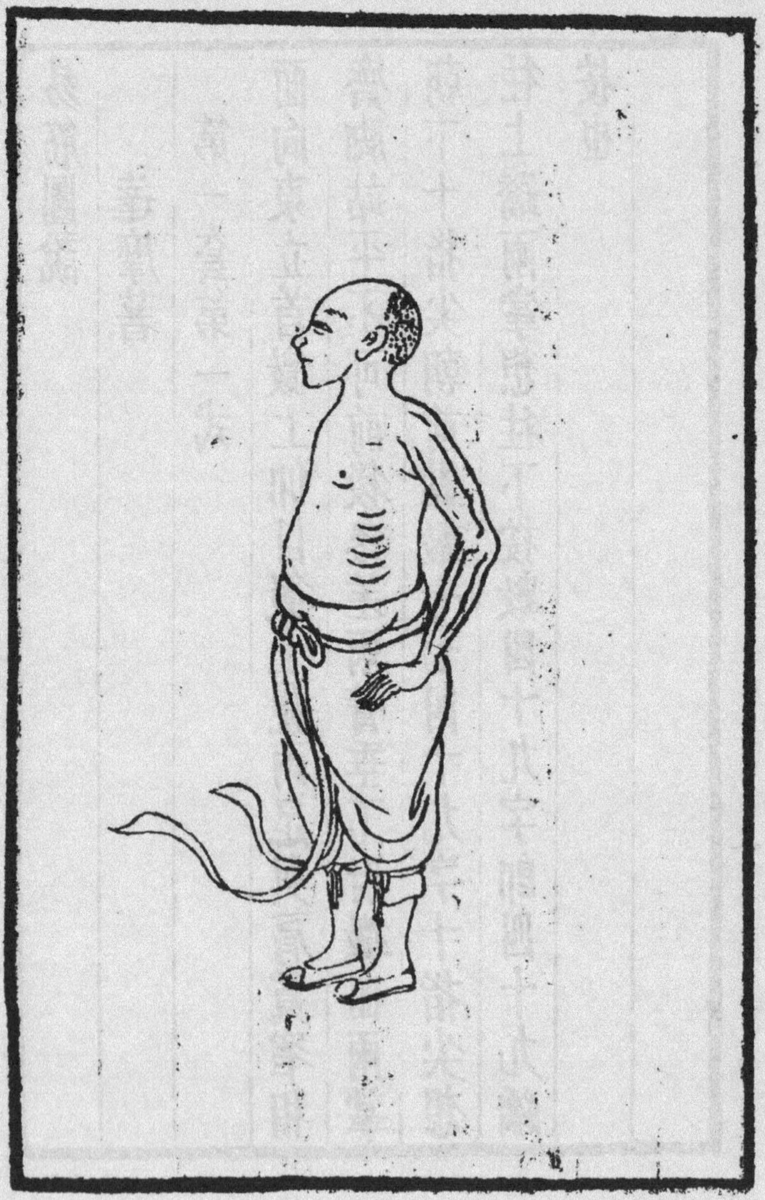

第二式

接前式數四十九字畢卽將八指疊爲拳拳背朝前兩大指伸開不疊拳上兩大指蹻起朝身不貼身肘微曲每數一字拳加一緊大指蹻一蹻數四十九字卽四十九緊四十九蹻也

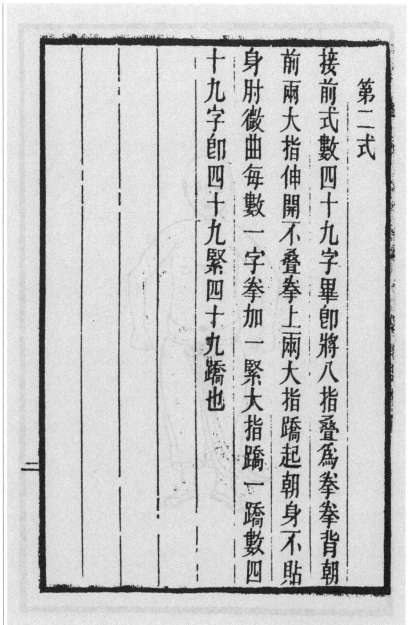

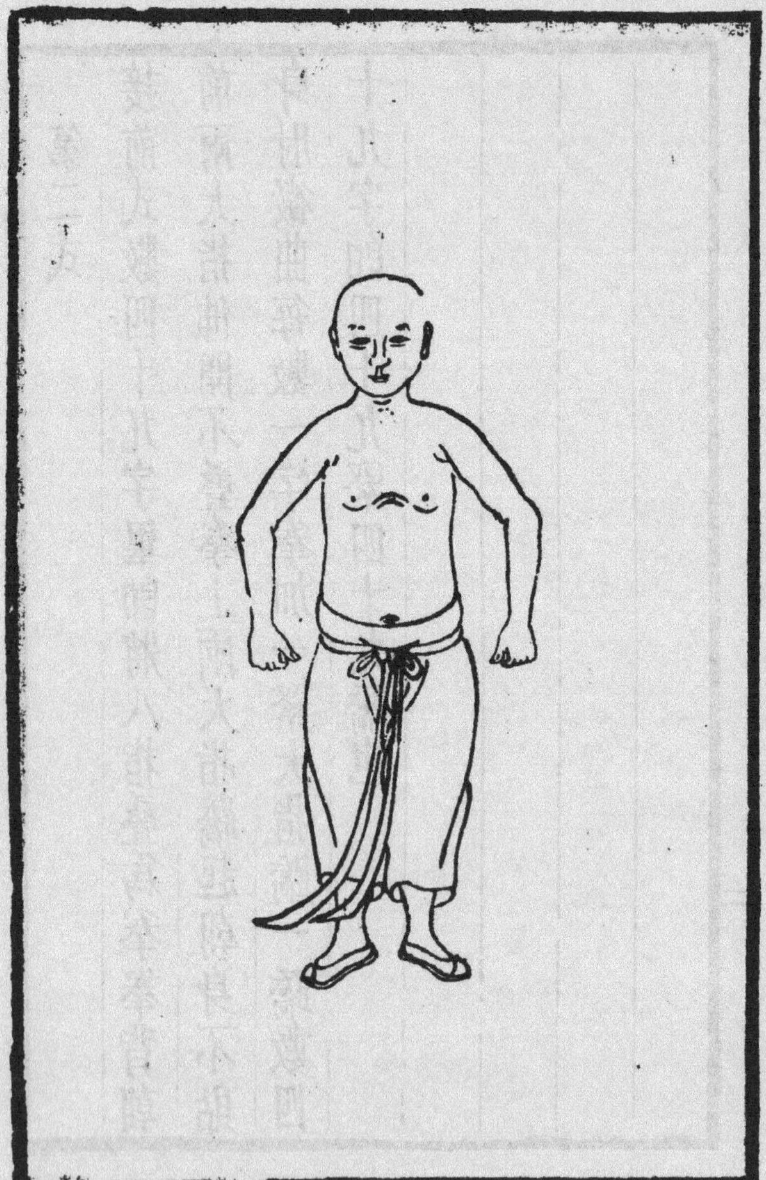

第三式

接前式數四十九字畢將大指疊在中指中節上爲拳趁勢往下一擶肘之微曲者至此伸矣虎口朝前數四十九字每數一字拳加一緊即四十九緊也

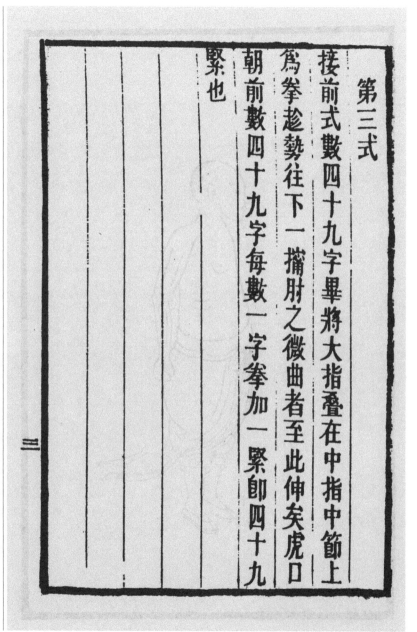

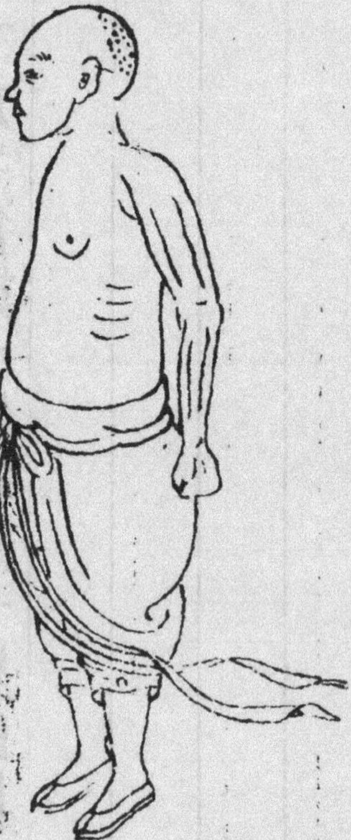

第四式

接前式數四十九字畢將兩臂平抬起伸向前拳掌相離尺許虎口朝上拳與肩平肘微曲數四十九字拳加四十九緊

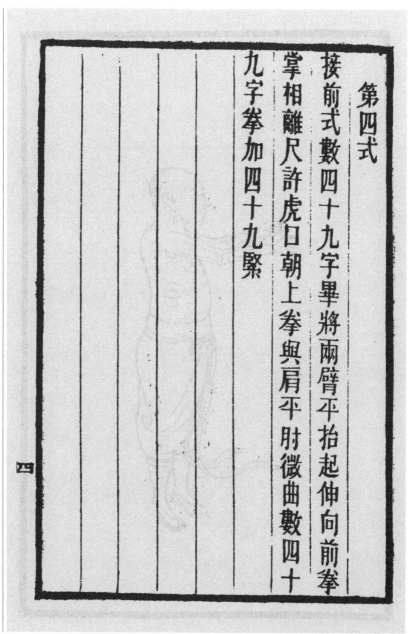

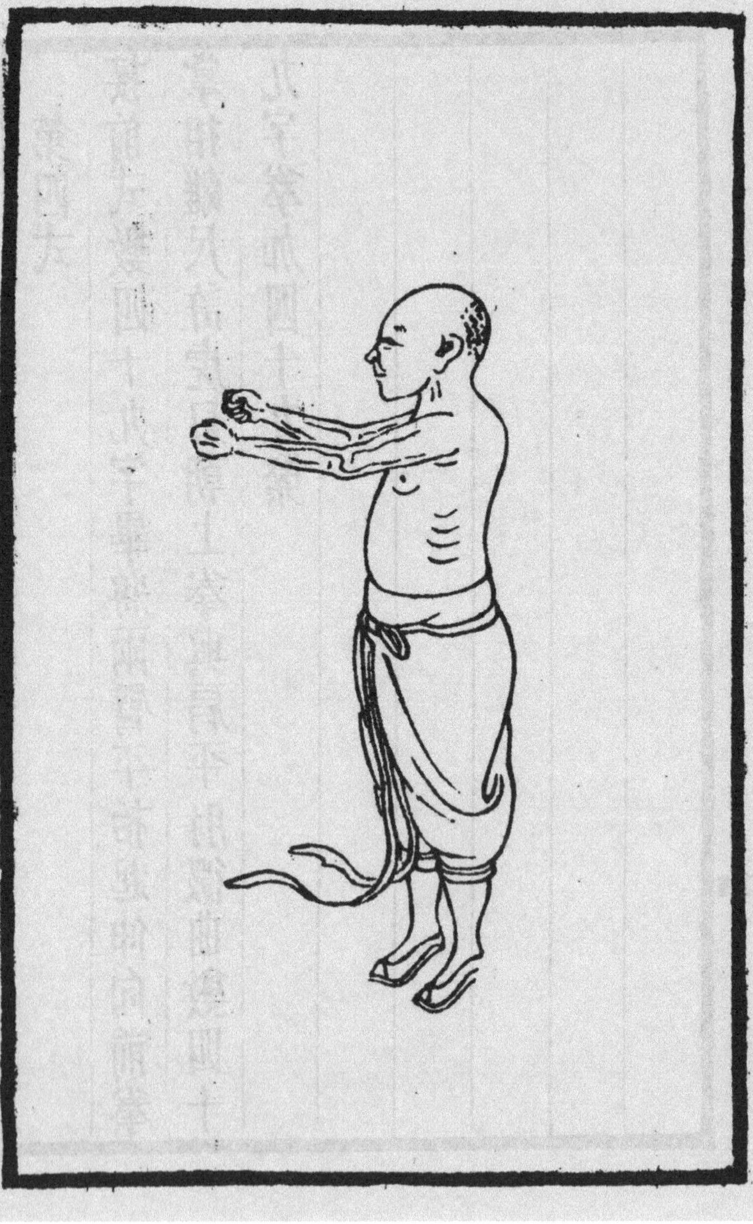

第五式

接前式數四十九字畢將兩臂直竪起兩拳相對虎口朝後頭微仰兩拳不可貼身亦不可離遠數四十九字每數一字拳加一緊

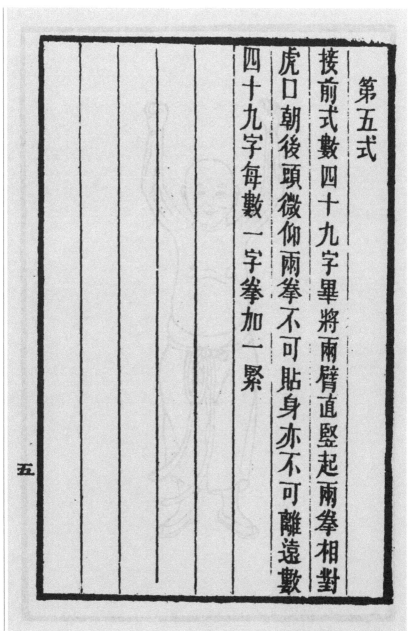

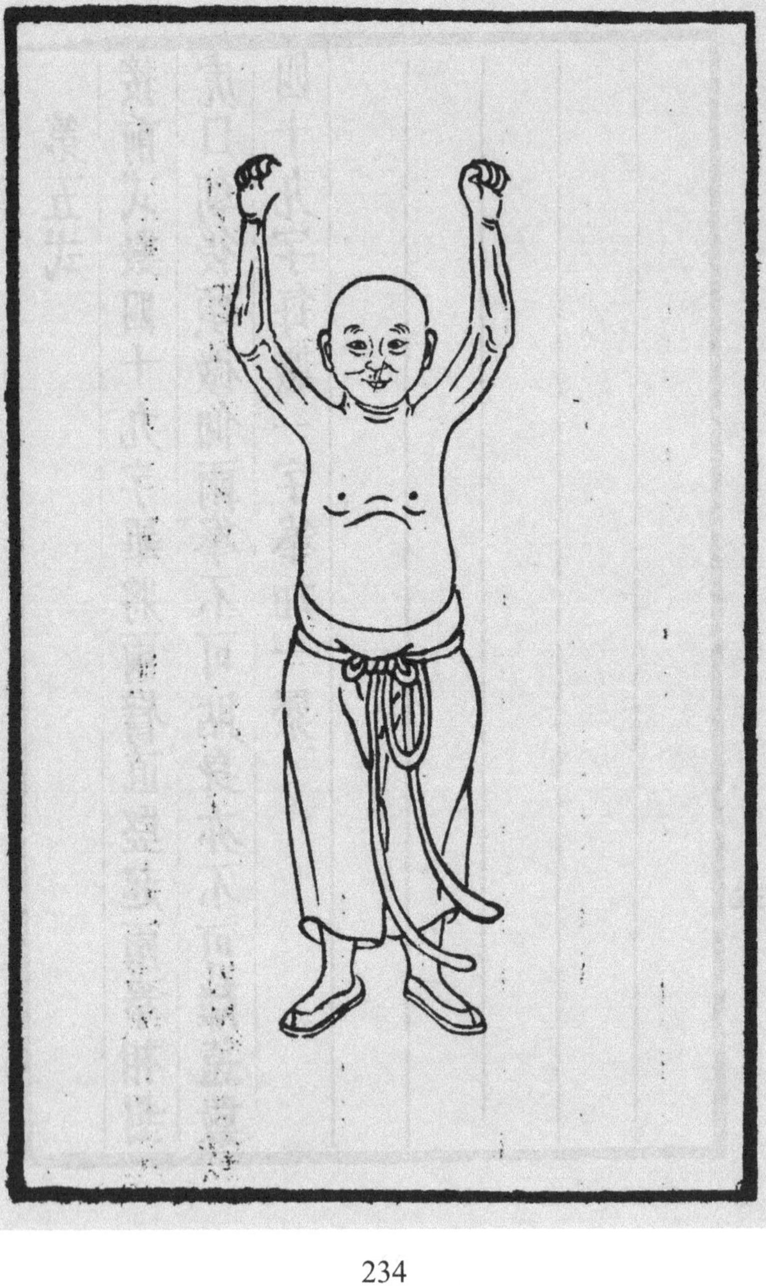

第六式

接前式數四十九字畢兩拳下對兩耳離耳寸許肘與肩平虎口朝肩拳掌朝前數四十九字每數一字肘尖想往後用力拳加一緊

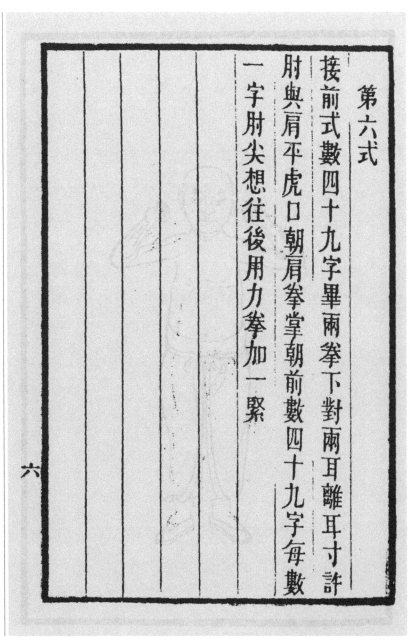

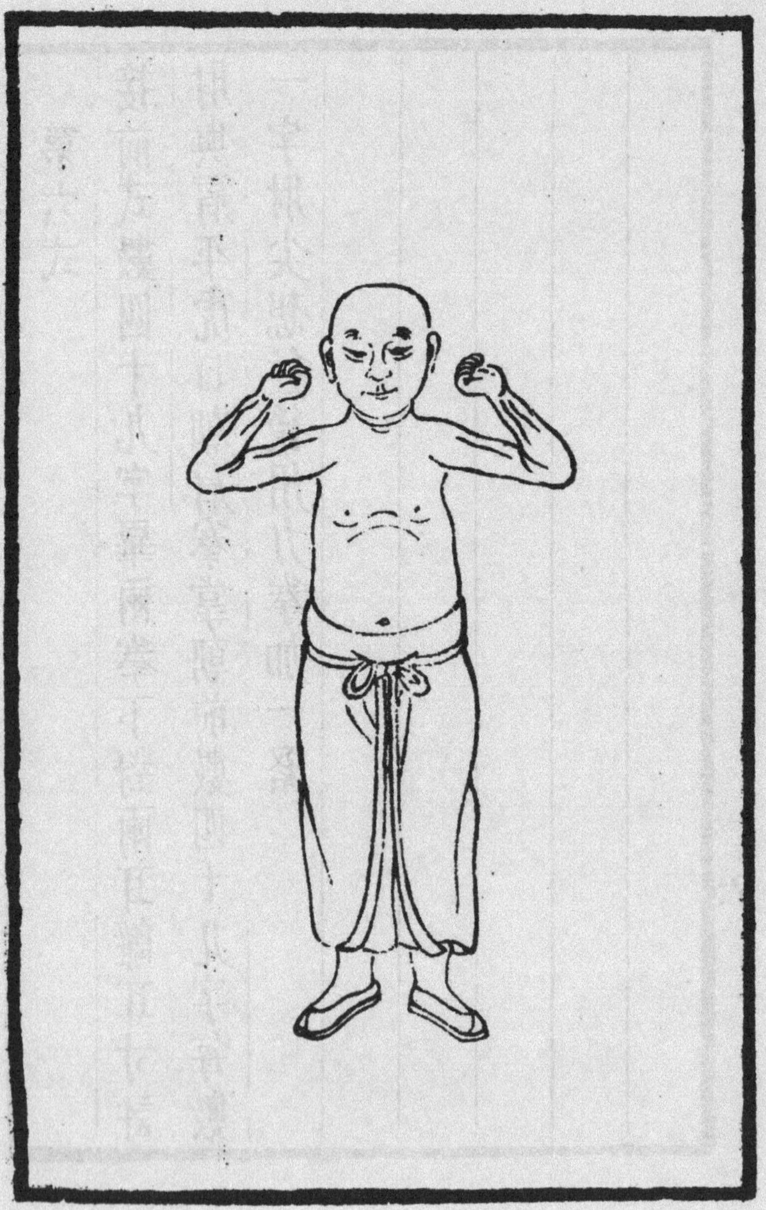

第七式

接前式數四十九字畢全身往後一仰以脚尖離地之意趁勢一仰將兩臂横伸直與肩平虎口朝上數四十九字每數一字想兩拳往上往後用力胸向前合拳加一緊

七

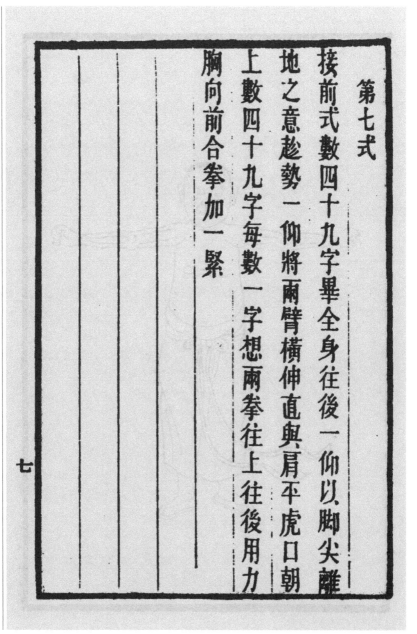

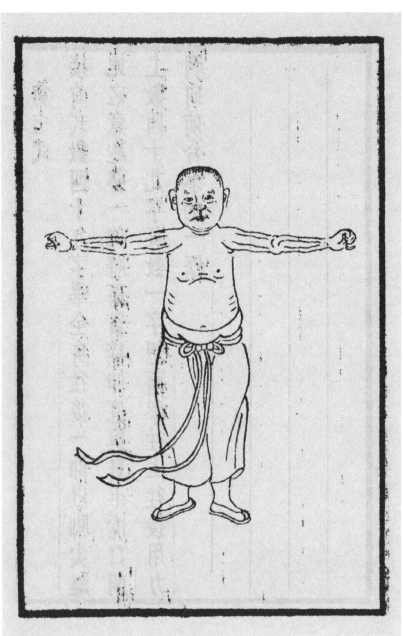

第八式

接前式數四十九字畢將兩臂平轉向前與第四式同但此兩拳畧近些數四十九字每數一字拳加一緊

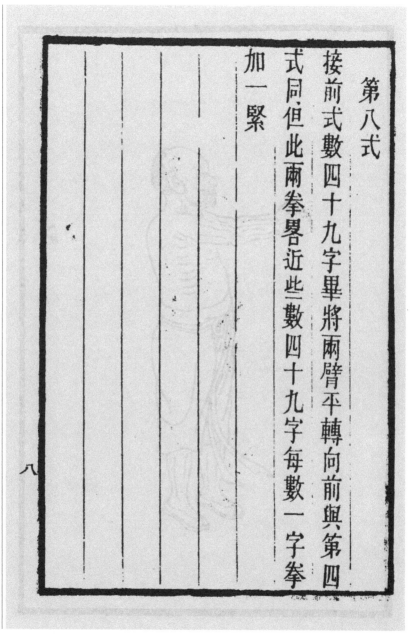

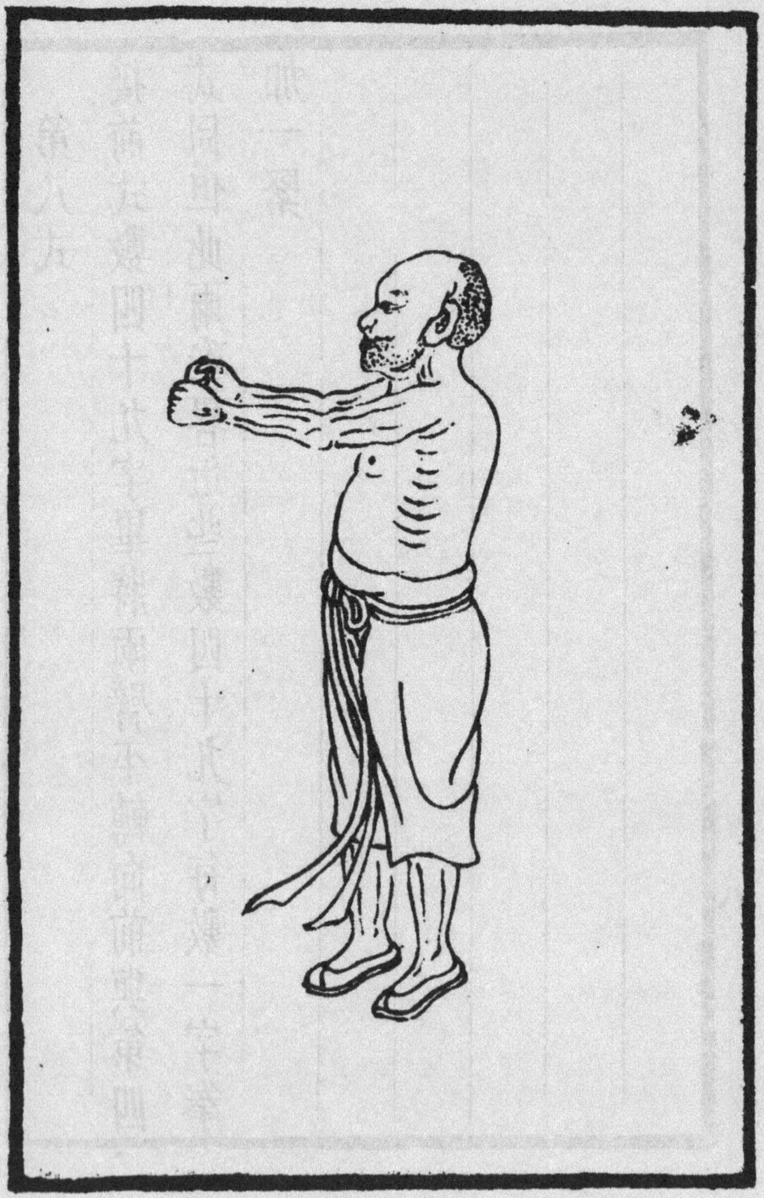

第九式

接前式數四十九字畢將兩拳掌收回向胸前兩乳之上些一抬卽翻拳掌向前上起對鼻尖拳背食指節尖卽離鼻尖一二分頭微仰數四十九字每數一字拳加一緊

九

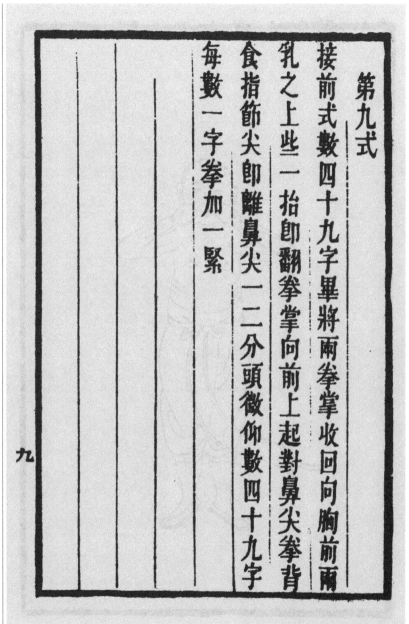

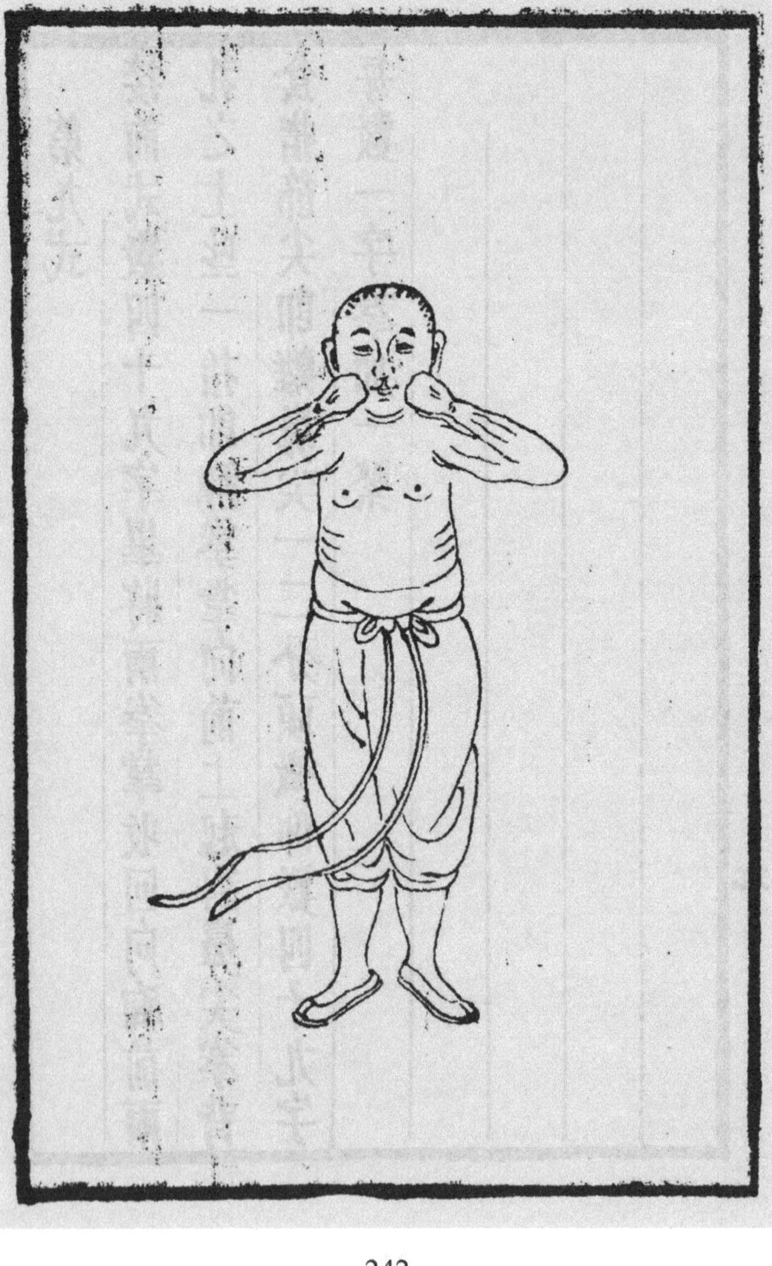

第十式

接前式數四十九字畢將兩拳離開肘與肩平兩小臂直竪起拳掌向前虎口遙對兩耳數四十九字每數一字拳加一緊想往上舉肘尖想往後用力

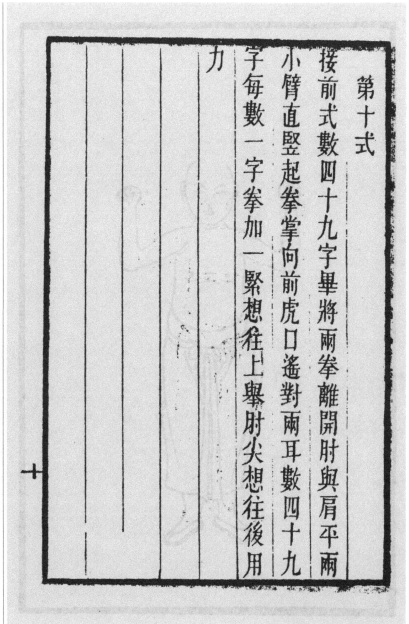

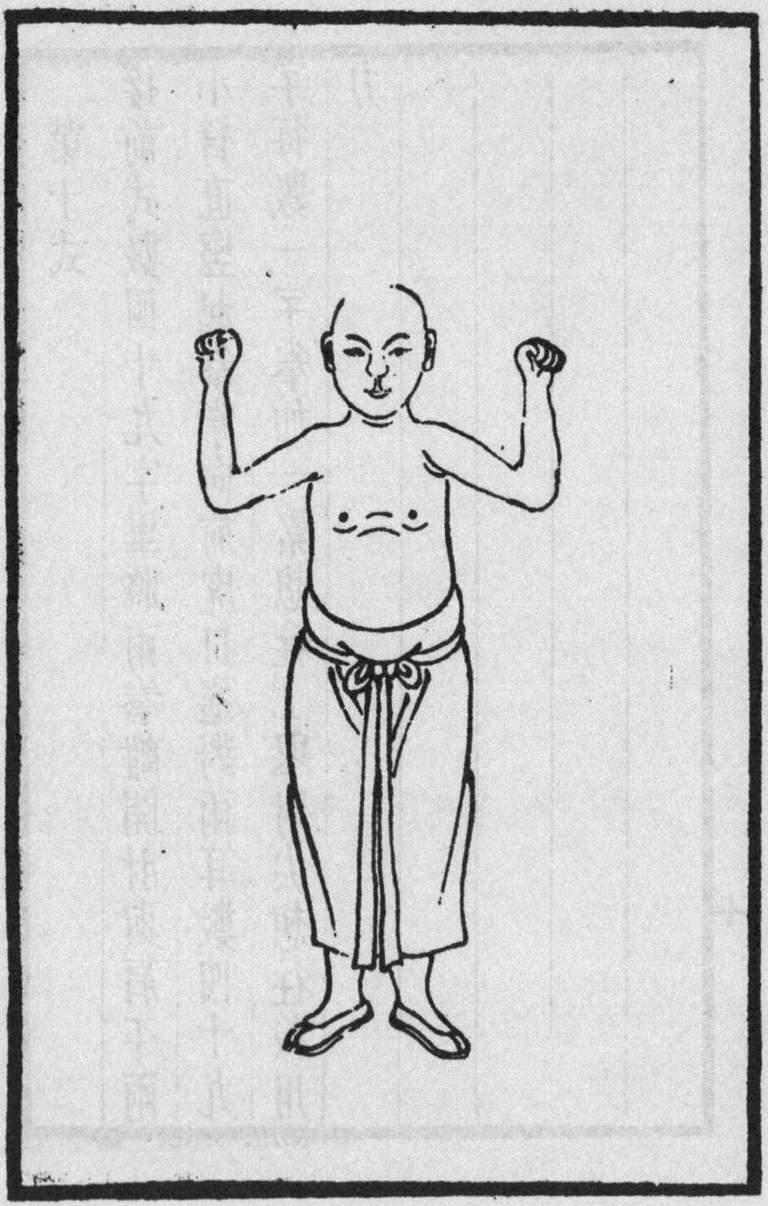

第十一尾一式

接前式數四十九字畢將兩拳翻轉向下至臍將兩食指之大節與臍相離一二分數四十九字每數一字拳加一緊數畢吞氣一口隨津以意送至丹田如此吞送氣三口

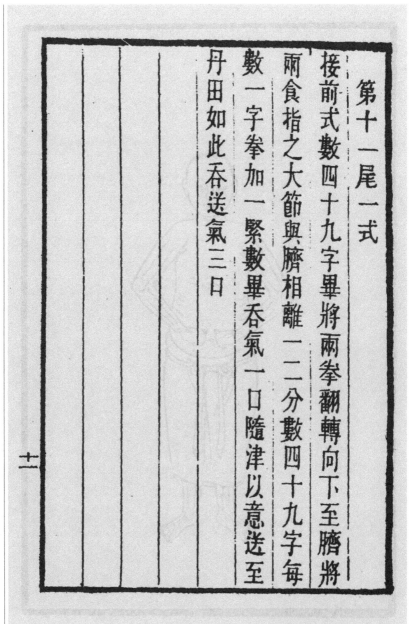

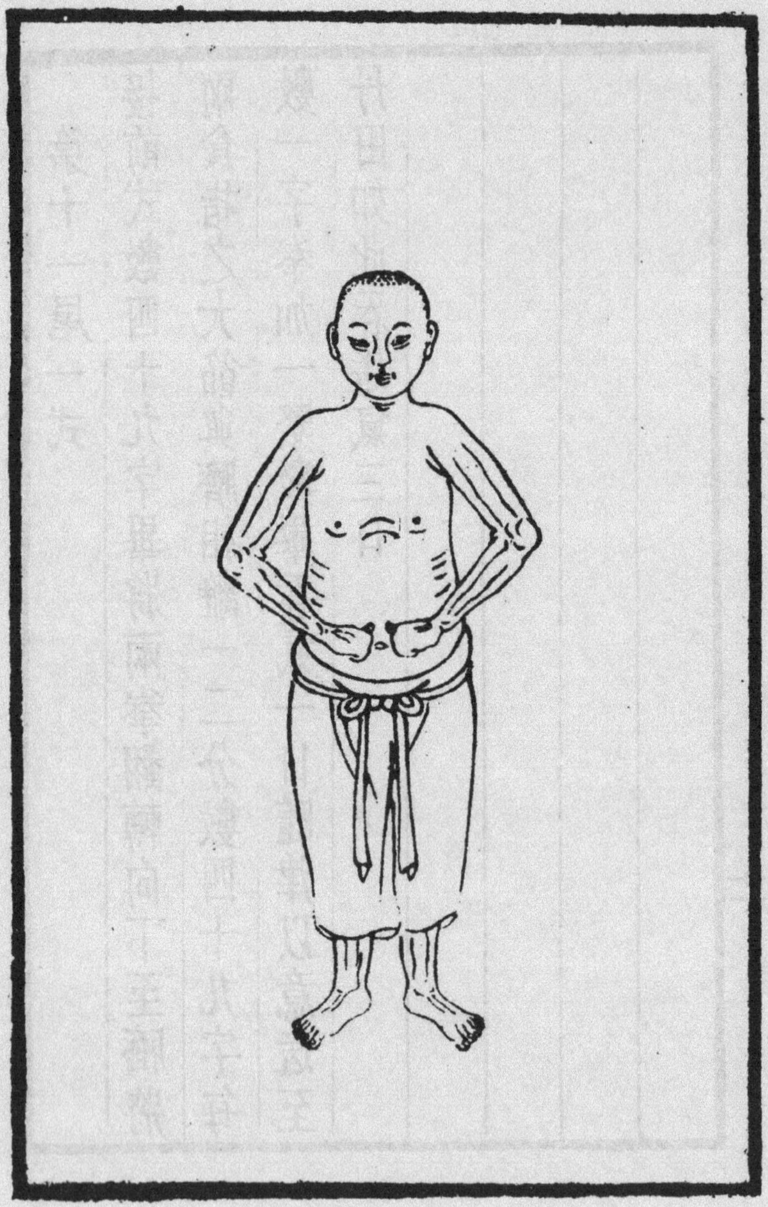

第十二尾式

吞氣三口畢不用數字將兩拳鬆開兩手垂下直與身齊手心向前往上端與肩平脚跟微起以助手上端之力如此三端俱與平端垂物之用力相同再將兩手疊作拳舉起過頭同用力捽下三舉三捽再將左右足一蹬先左後右各三蹬畢仍東向靜坐片時以養氣如接行第二套着于吞氣後接下來不須平端捽手蹬足也如欲接行第二套即不用行此前套第十二尾二式頭從前套第十

一尾一式吞氣三口送丹田之後接行第二套第

一式便合

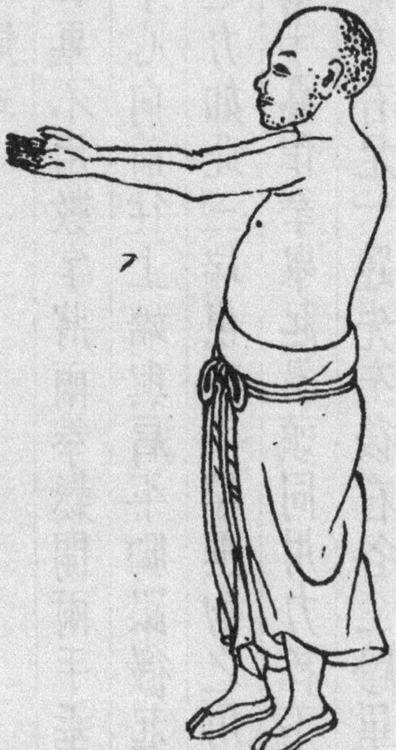

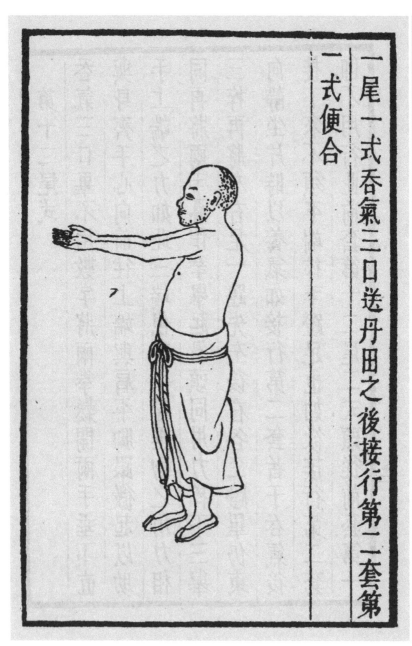

第二套第一式

接頭套吞氣三口畢將兩拳伸開手心翻向上端至乳上寸許十指尖相離二三寸數四十九字每數一字想手心翻平想氣貫十指尖若行此第二套第一式須接前套第十一尾一式吞氣三口即接行之不用行前套第十二尾二式也

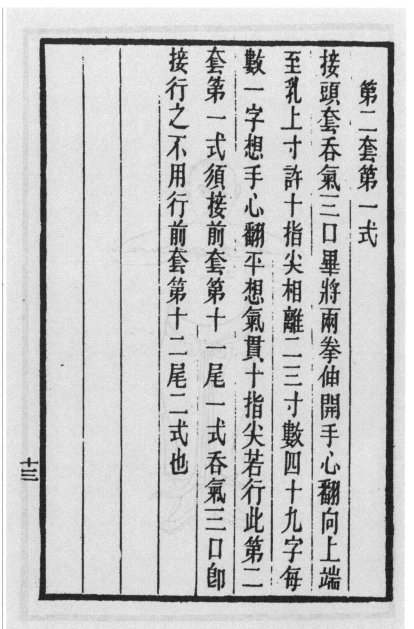

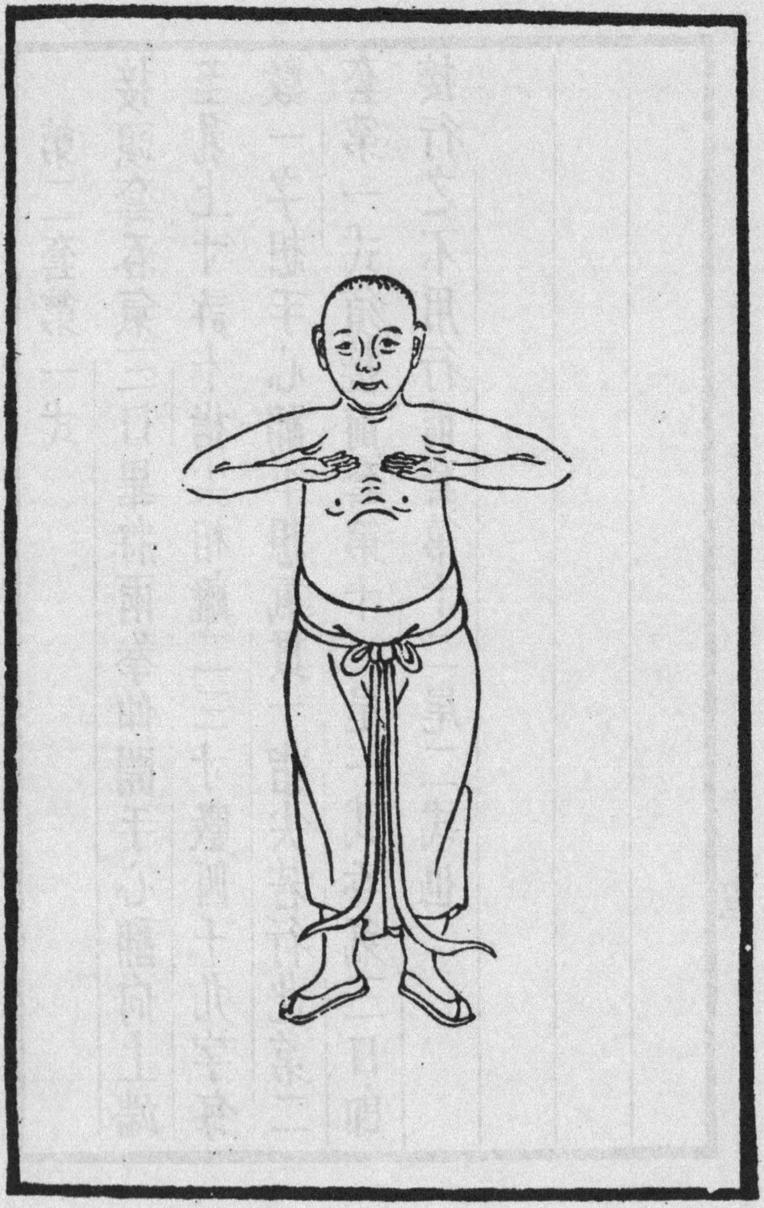

第二套第二式

接前式數四十九字畢將兩手平分開橫如一字與肩平手掌朝上胸微向前數四十九字每數一字手掌手指想往上往後用力

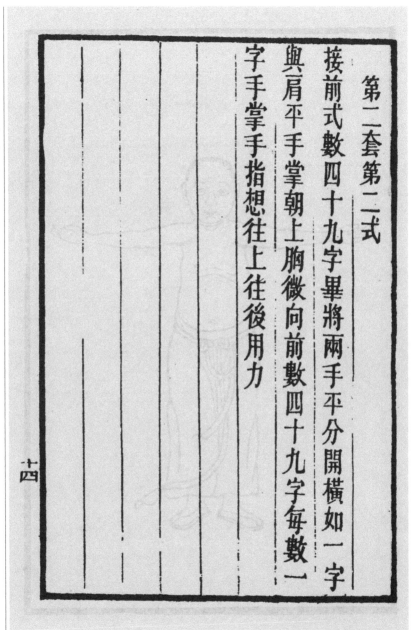

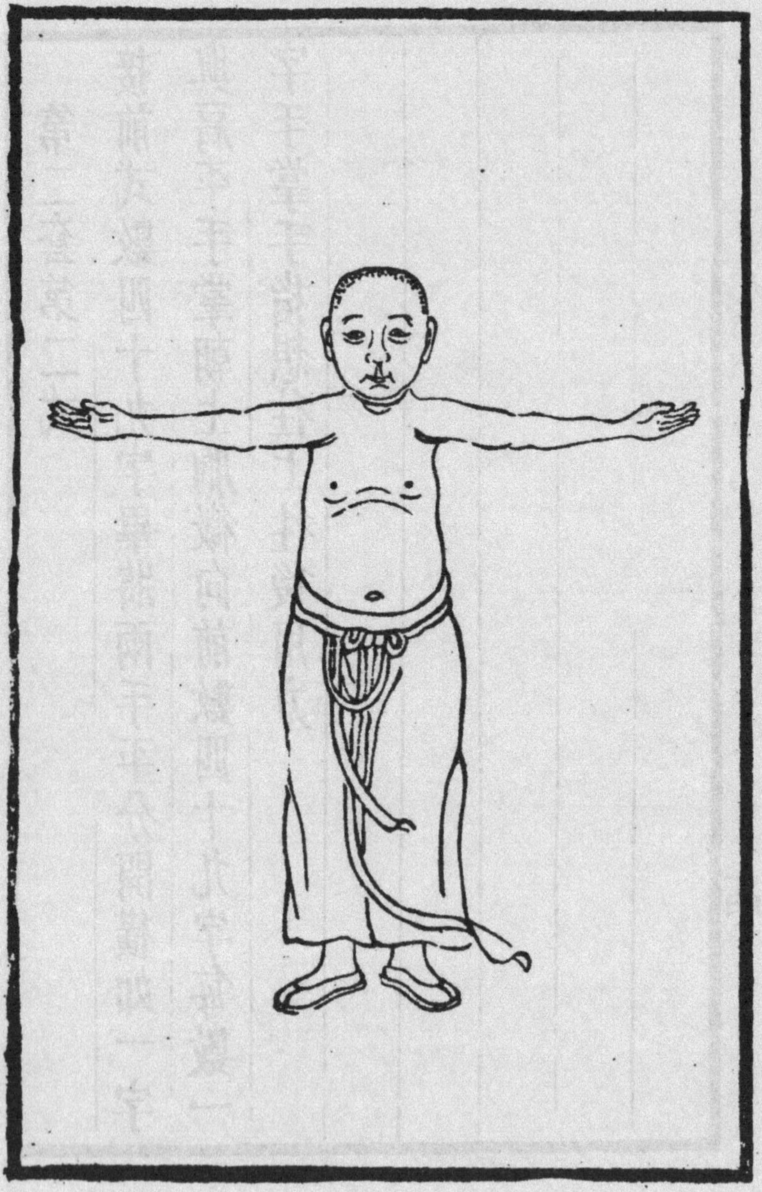

第二套第三式

接前式數四十九字畢兩臂平轉向前數四十九字每數一字想氣往十指尖上貫平掌朝上微端

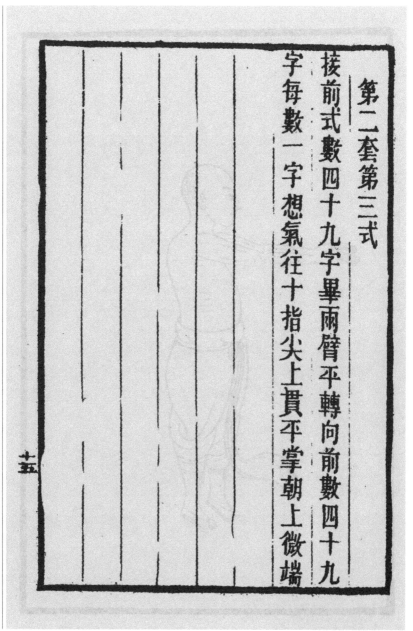

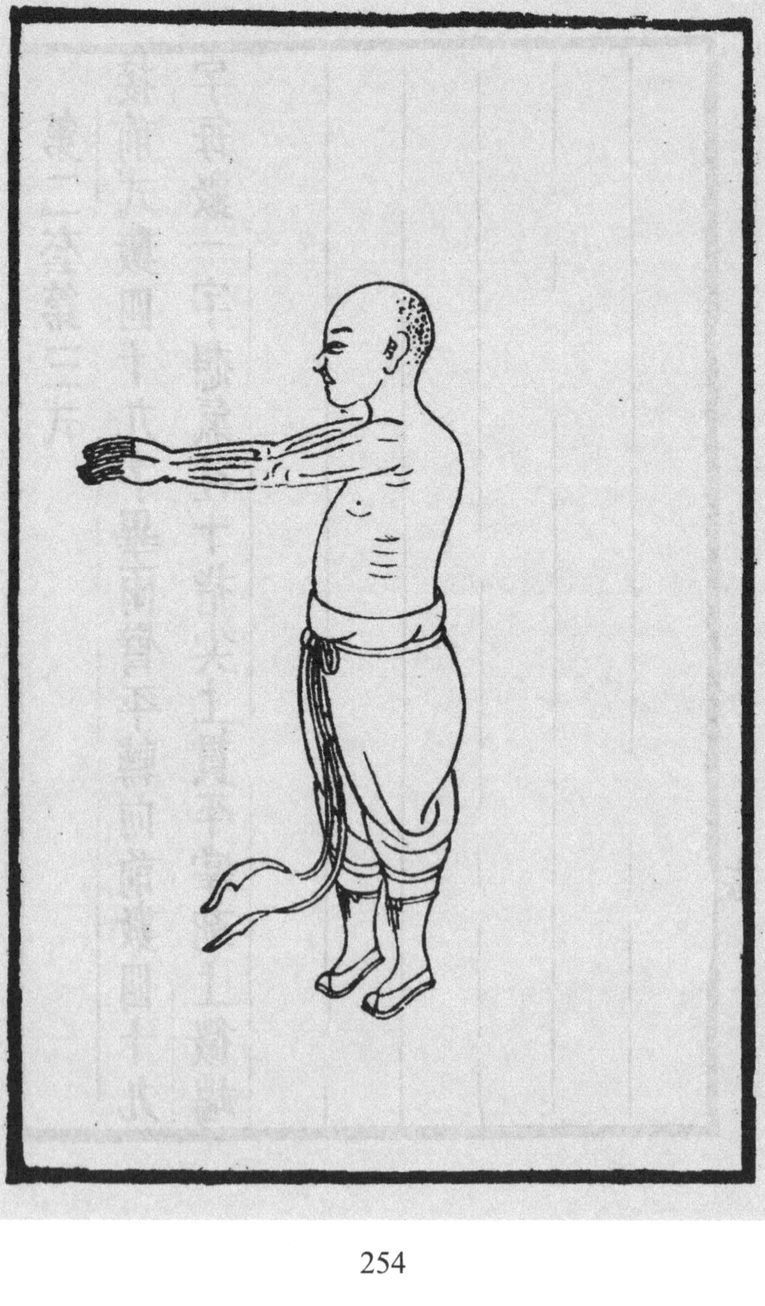

第二套第四式

接前式數四十九字畢將兩手爲拳撤回拳掌朝上拳背朝下兩肘夾過身後數四十九字每數一字拳加一緊兩臂不可貼身亦不可離遠

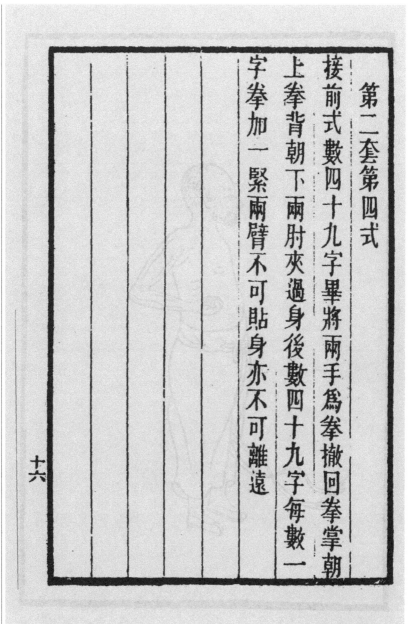

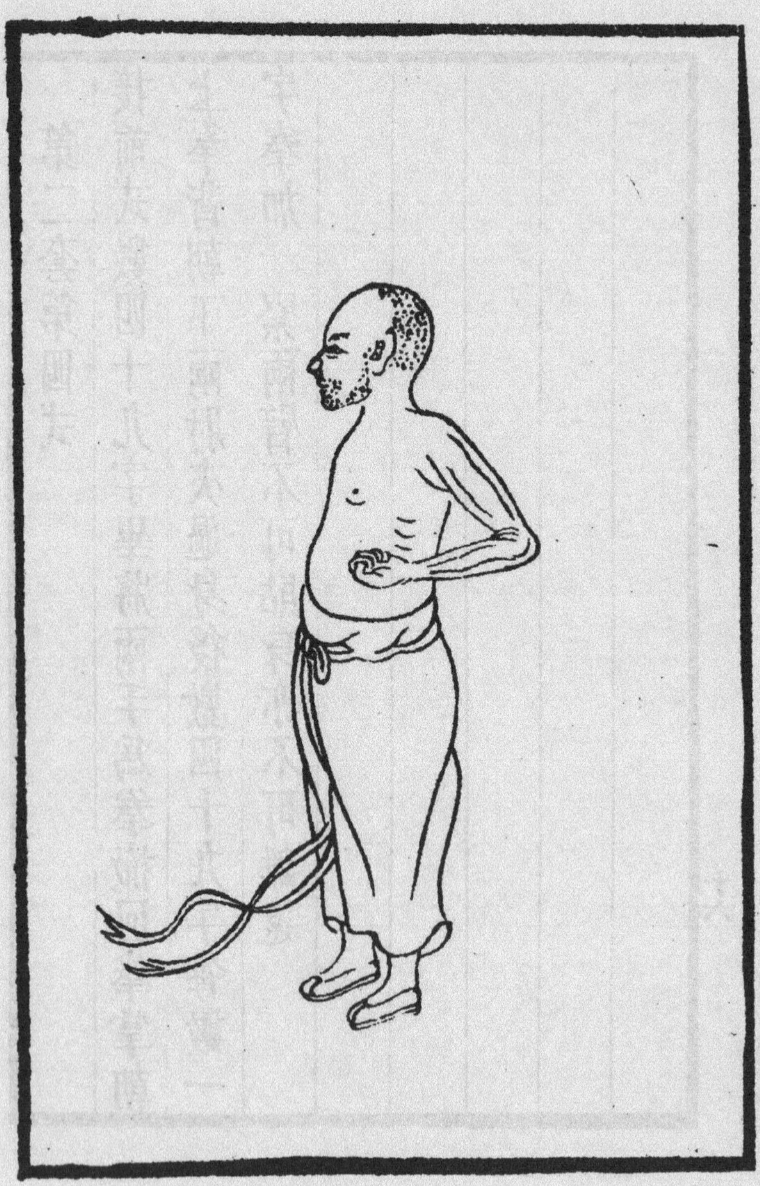

第二套第五式

接前式數四十九字畢將拳伸開指尖朝上掌往前如推物之狀以臂伸將直爲度每數一字掌想往前推指尖想往後用力數四十九字畢如前尾式數字吞氣等法行之此第二套五式行畢若不歇息連欲接行第二套則於此套數字畢照前套十一尾一式吞氣三口送入丹田之後即接行第三套仍減行前套第十二尾二式可也功行至此第二套五式意欲歇息養神必須將前套第十一

式吞氣之法及第十二式諸法全數補行於此第二套五代之後方能歇息也

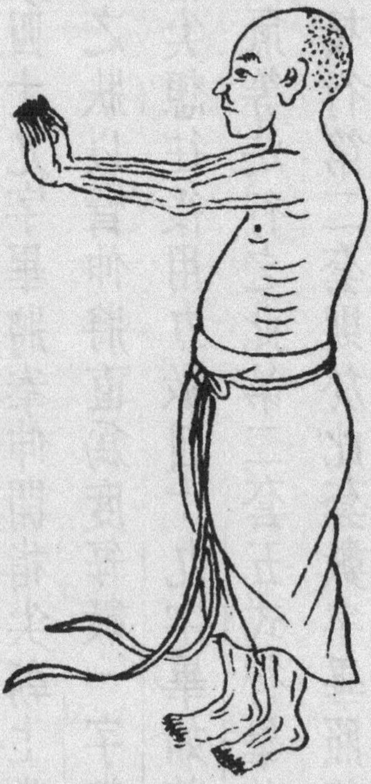

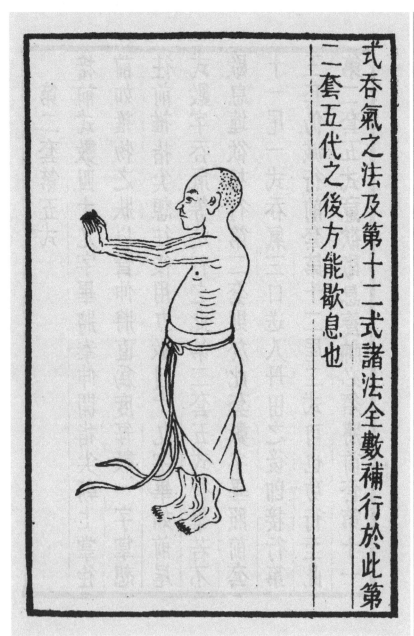

第三套第一式

接前吞氣後將兩手心朝下手背朝上兩手起至胸前乳上趁勢往下一蹲脚尖略分開些脚跟離地二五分兩手尖相離二三寸數四十九字每數一字兩臂尖想往後用力想氣貫至十指尖上

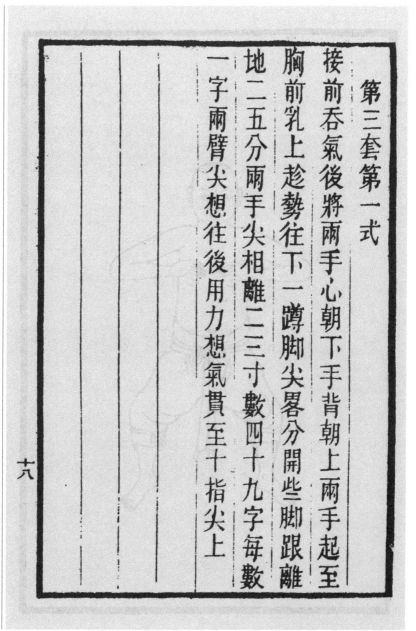

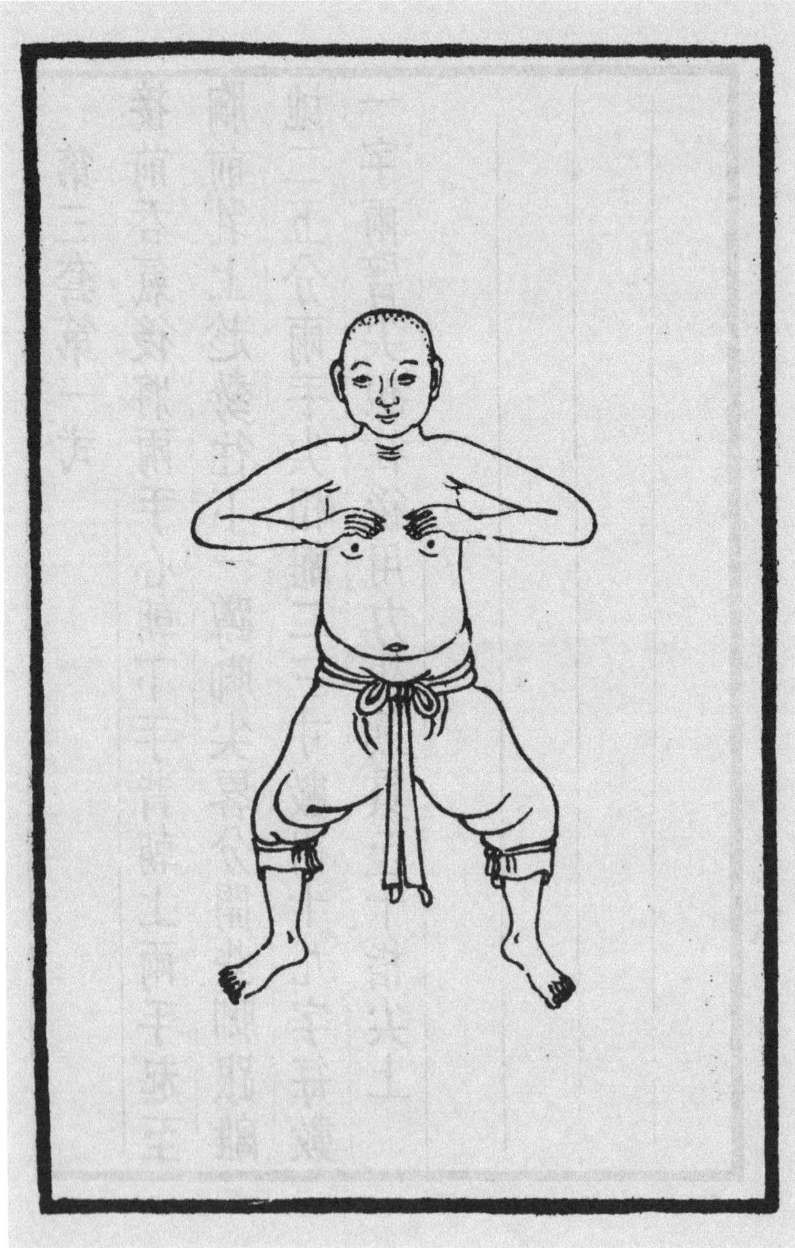

第三套第二式

接前式數字畢將身一起趁勢右手在內左手在外右手掌向左推左手掌向右推數四十九字每數一字右手掌向左用力指尖往右用力左手掌向右用力指尖往左用力

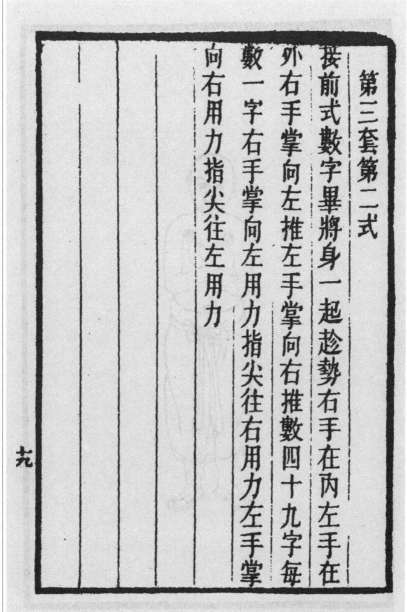

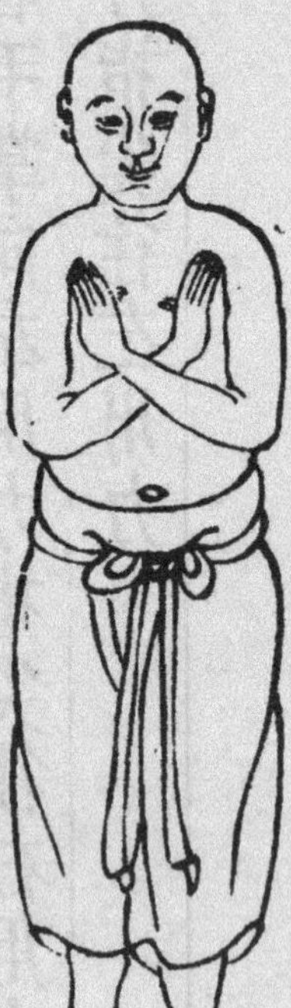

第三套第三式

接前式數四十九字畢將兩手分開如一字兩臂與肩平手心朝下胸微往前數四十九字每數一字兩手想往上往後用力

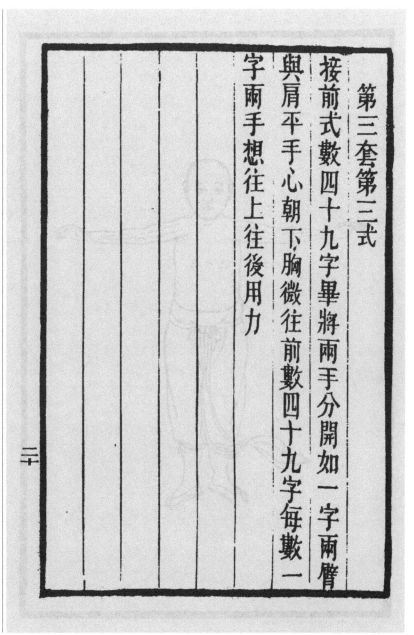

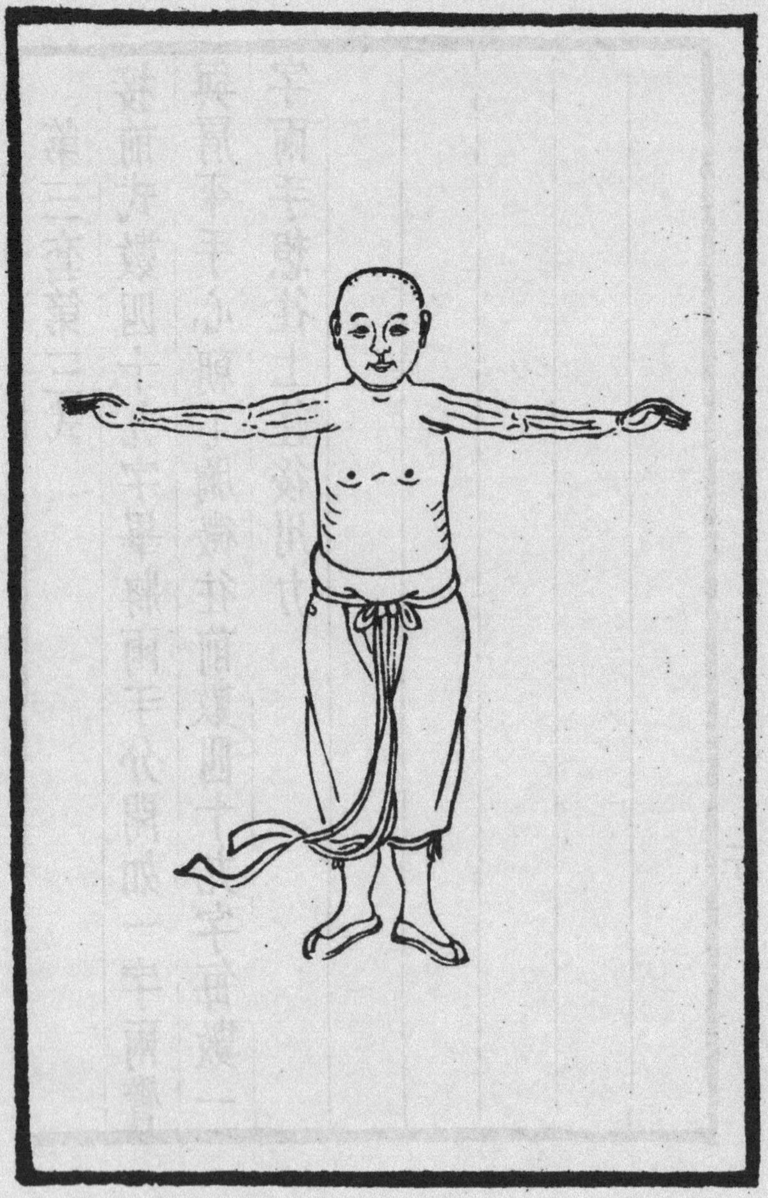

第三套第四式

接前式數四十九字畢左手及臂在上右手及臂在下左手臂朝下右手臂朝左兩臂皆曲向數四十九字每數一字想氣貫十指尖爲度兩臂不可貼身

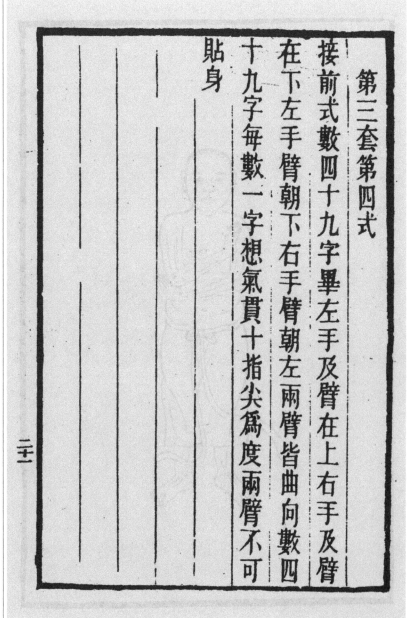

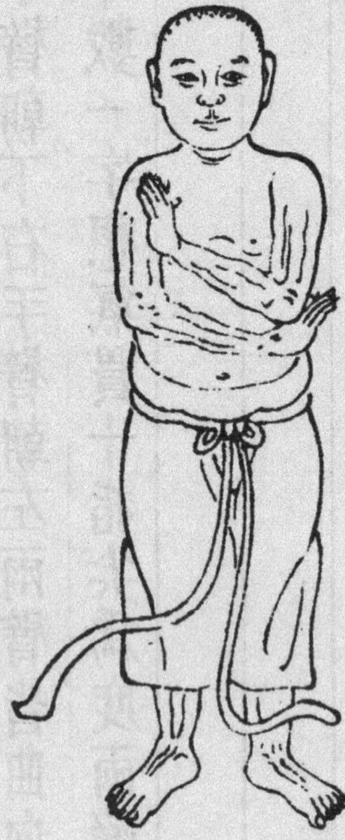

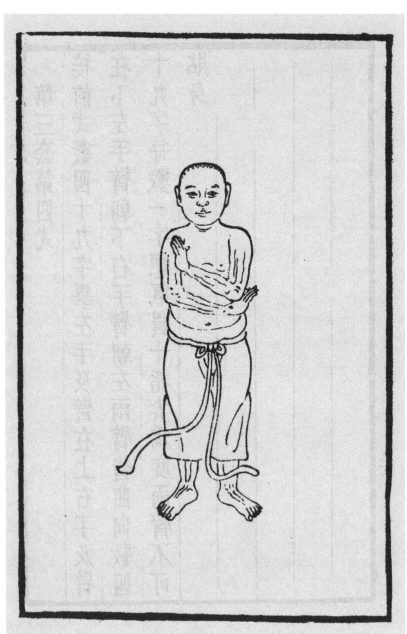

第三套第五式

接前式數四十九字畢將兩臂垂下手心翻轉向後肘曲十指尖亦曲每數一字想氣貫十指尖爲度俱照前式數四十九字畢每照前尾式照字吞氣平端捽手蹬足畢向東靜坐片時不可說話用力如要上頂爲者於五十日後行到第三套一蹲之式眼往上上蹬牙咬緊將前左右各三捱以意貫氣至頂上則爲貫頂頂上矣六十日後以意貫氣至下部則爲達下部矣

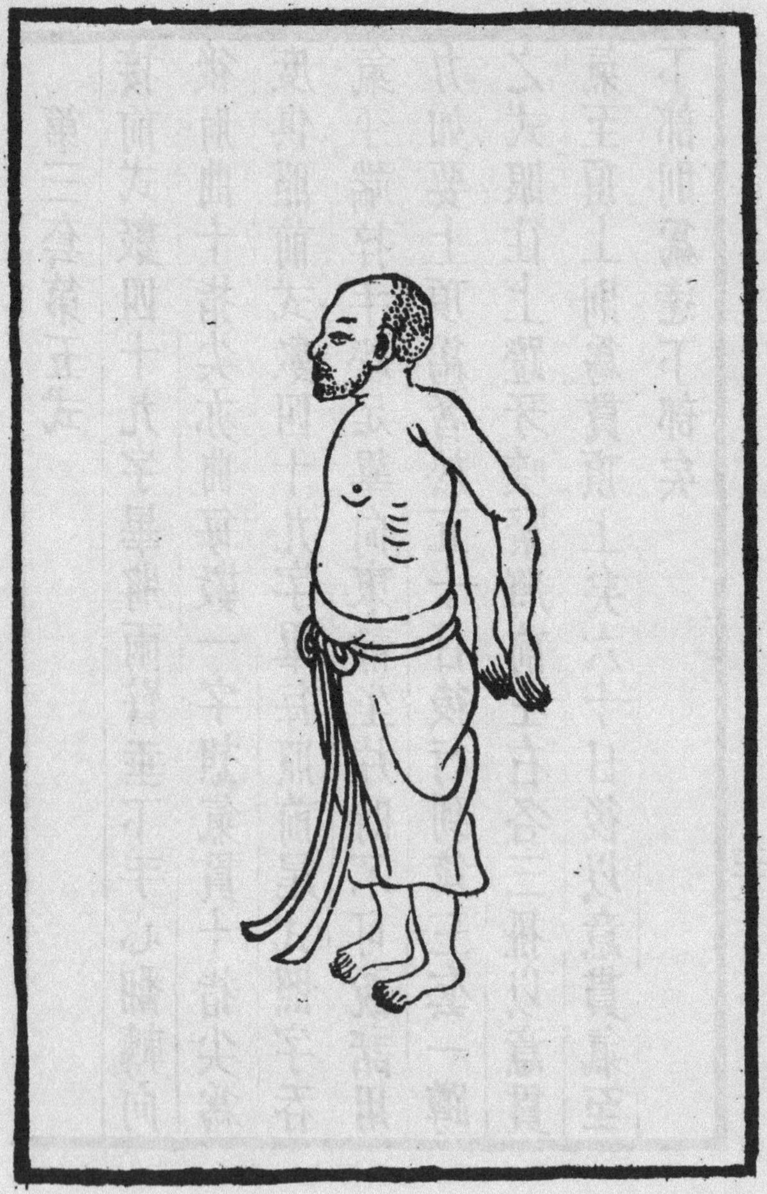

八段錦

閉目冥心坐冥心盤趺而坐握固靜思神叩齒三十六兩

手抱崑崙叉兩手向項後數九息勿令耳聞自此以後出入息皆不可使耳聞左右

鳴天鼓二十四度聞移兩手心掩兩耳先以第三指壓中指彈擊腦後左右各

二十四次微擺撼天柱搖頭左右顧肩膊轉隨動二十四先須握固赤龍攪

水津赤龍即舌也以舌攪口齒并左右頰待津液生而嚥漱津三十六一云鼓津

神水滿口勻一口分三嚥所漱津液分作三口作汨汨聲而嚥之龍

行虎自奔液為龍氣為虎閉氣搓手熱以鼻引清氣閉之少頃搓手急數令

熱極鼻中徐徐乃放氣出背摩後精門精門者腰後外腎也合手心摩畢收手握固盡此一口氣再閉氣也想火燒臍輪閉口鼻之氣想用心火下燒丹田覺熱極即用後法左右轆轤轉俯首擺撼兩肩三十六想火自丹田透雙關入腦戶鼻引清氣閉少頃間兩腳放舒伸放宜兩腳叉手雙虛托叉手相交向上托空三次或九次低頭攀足頻以兩手向前攀腳心十二次乃收足端坐以候逆水上候口中津液生如未生再用急攪取水同前法再漱再吞津如此三度畢神水九次吞謂再漱三十六如前口分三嚥乃爲九也嚥下汨汨響百脈自調勻河車搬運訖擺肩并身二十四及再轉轆轤二十四次發火遍燒身想丹田火自下而上遍燒身體想時口鼻皆閉氣少頃邪魔不

敢近夢寐不能昏寒暑不能入灾病不能迍子後午前作造化合乾坤循環次第轉八卦是良因

訣曰其法於甲子日夜半子時起首行時口中不得出氣唯鼻中微放清氣每日子後午前各行一次或晝夜共行三次久而自知蠲除疾病漸覺身輕能勤苦不怠則仙道不遠矣

高子曰已上名八段錦法乃古聖相傳故爲圖有八握固二字人多不考豈特閉目見自已之目冥心見自已之心哉趺坐時當以左脚後跟曲頂腎

莖根下動處不令精竅漏世云耳行功何必拘以
子午但一日之中得有身閒心靜處便是下手所
在多寡隨行若認定二時忙迫當如之何入道者
不可不知

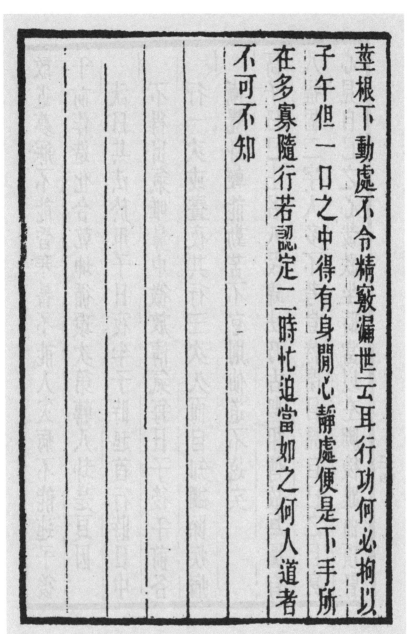

八段錦坐功圖

青萊眞人著

第一叩齒集神圖勢

叩齒集神三十六兩手抱崑崙雙手擊天鼓二十四

右法先須閉目冥心盤坐握固靜思然後叩齒集神次叉兩手向項後數九息勿令耳聞乃私手各掩耳以第二指壓中指擊彈腦後左右各二十四次

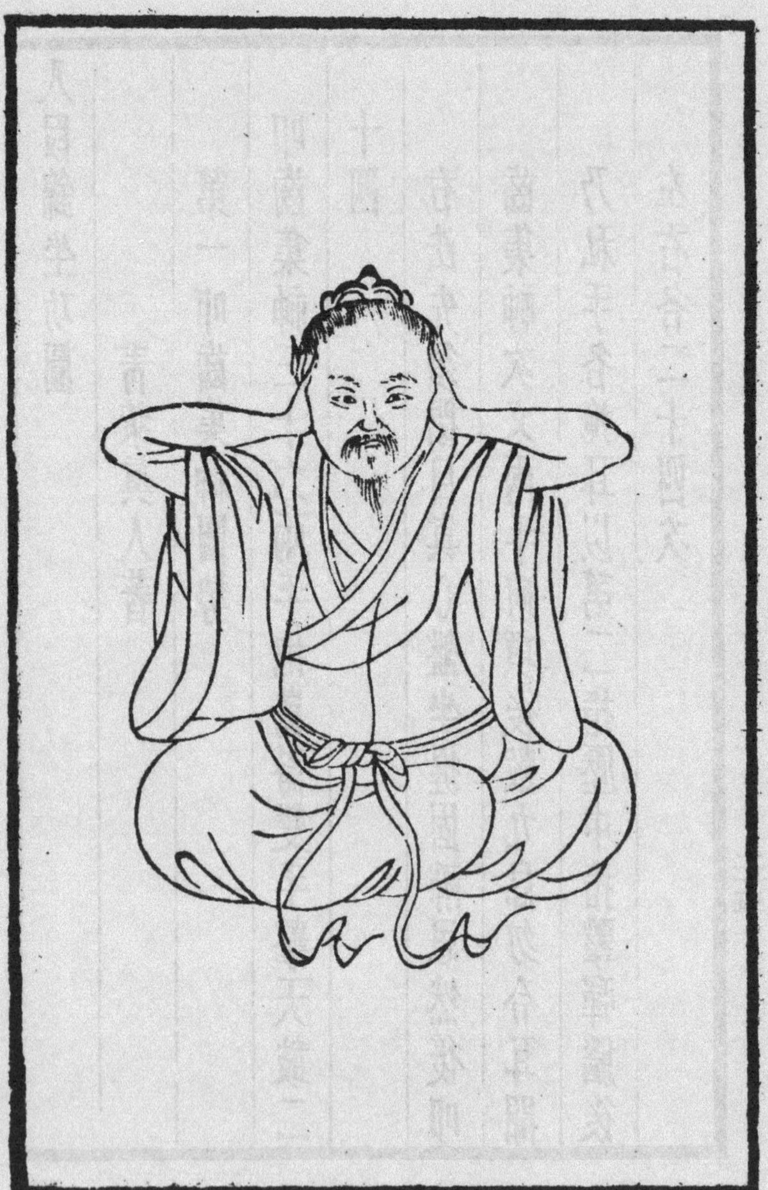

第二搖天柱圖勢

左右手搖天柱各二十四

右法先須握固乃搖頭左右顧肩膊隨動二十四

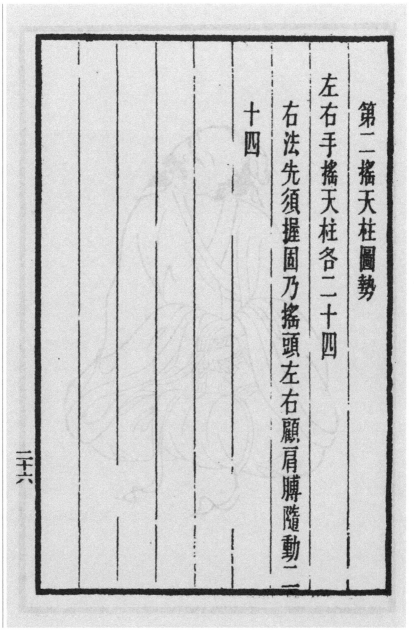

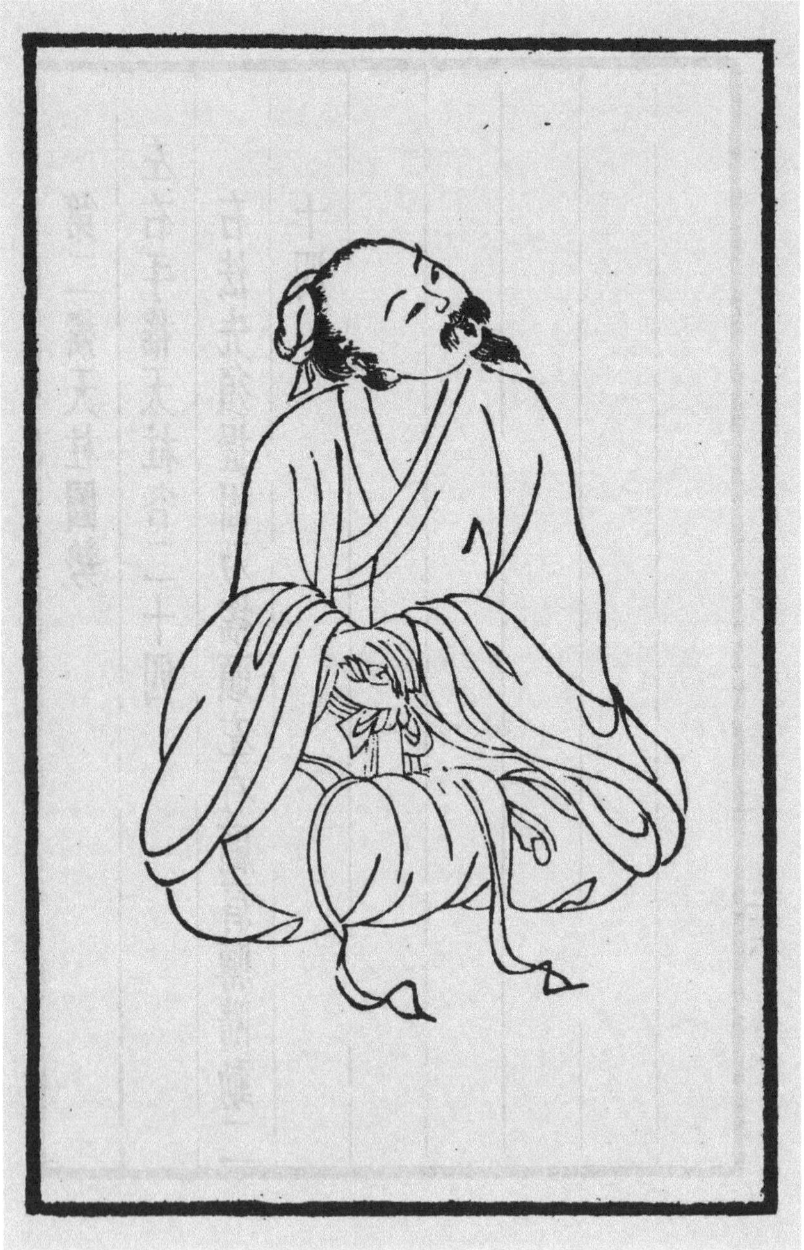

第三舌攪漱咽圖勢

左右舌攪上腭三十六嗽三十六分作三口如硬物嚥之然後方得行火

右法以舌攪口齒并左右頰待津液生方漱之至滿口方嚥之

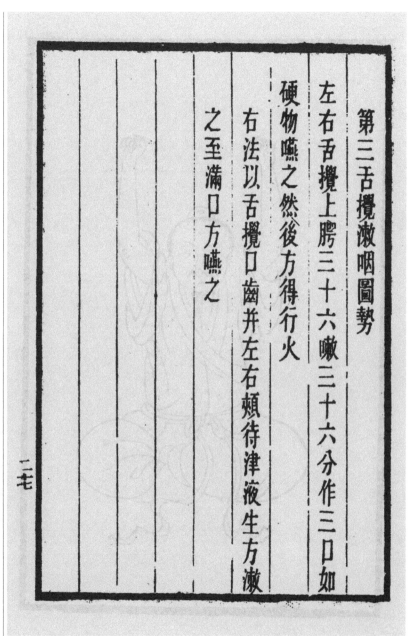

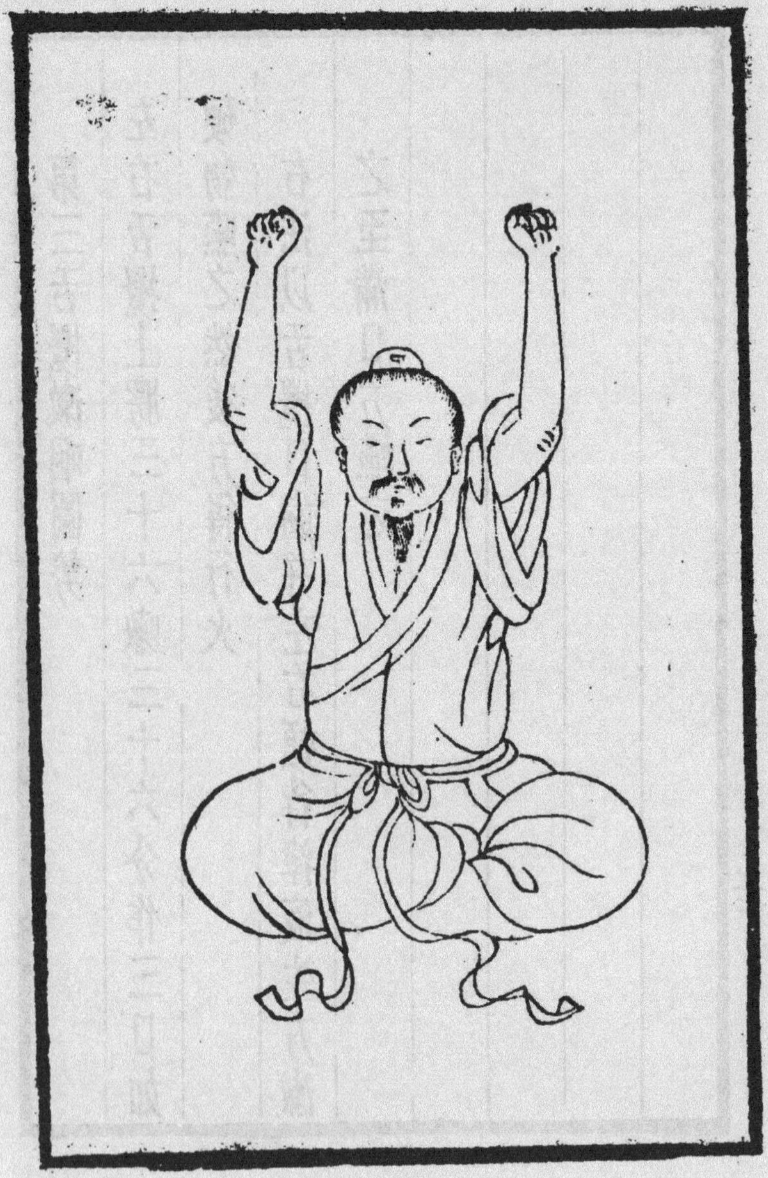

第四摩腎堂圖勢

兩手摩腎堂三十六以數多更妙

右法閉氣搓手令熱後摩腎堂如數畢仍收手握固再閉氣想用心火下燒丹田覺熱極即用後法

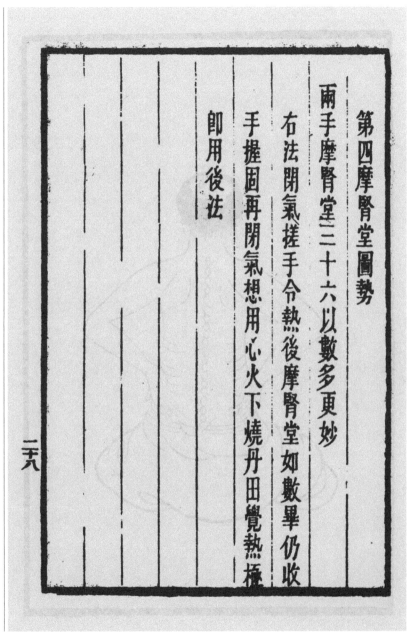

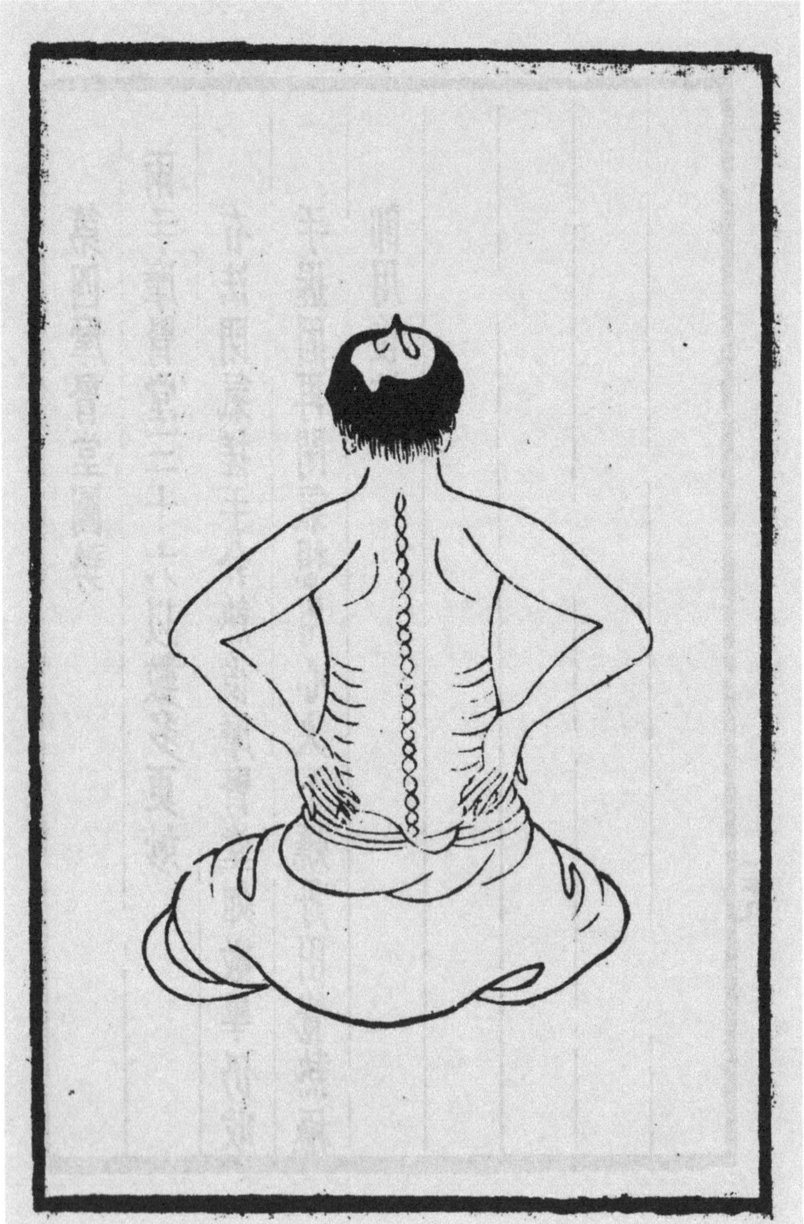

第五單關轆轤圖勢

左右單關轆轤各三十六

右法須俯首擺撼左肩三十六次右肩亦三十六次

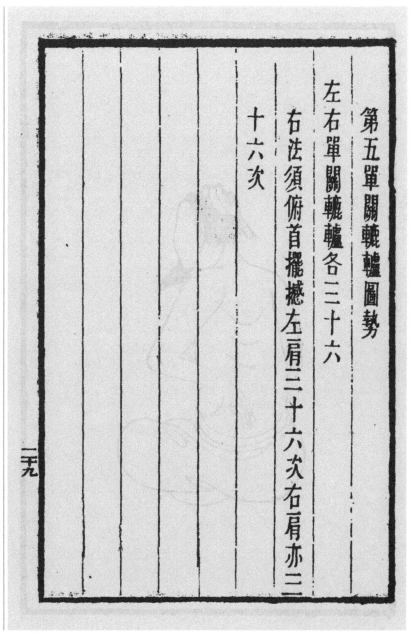

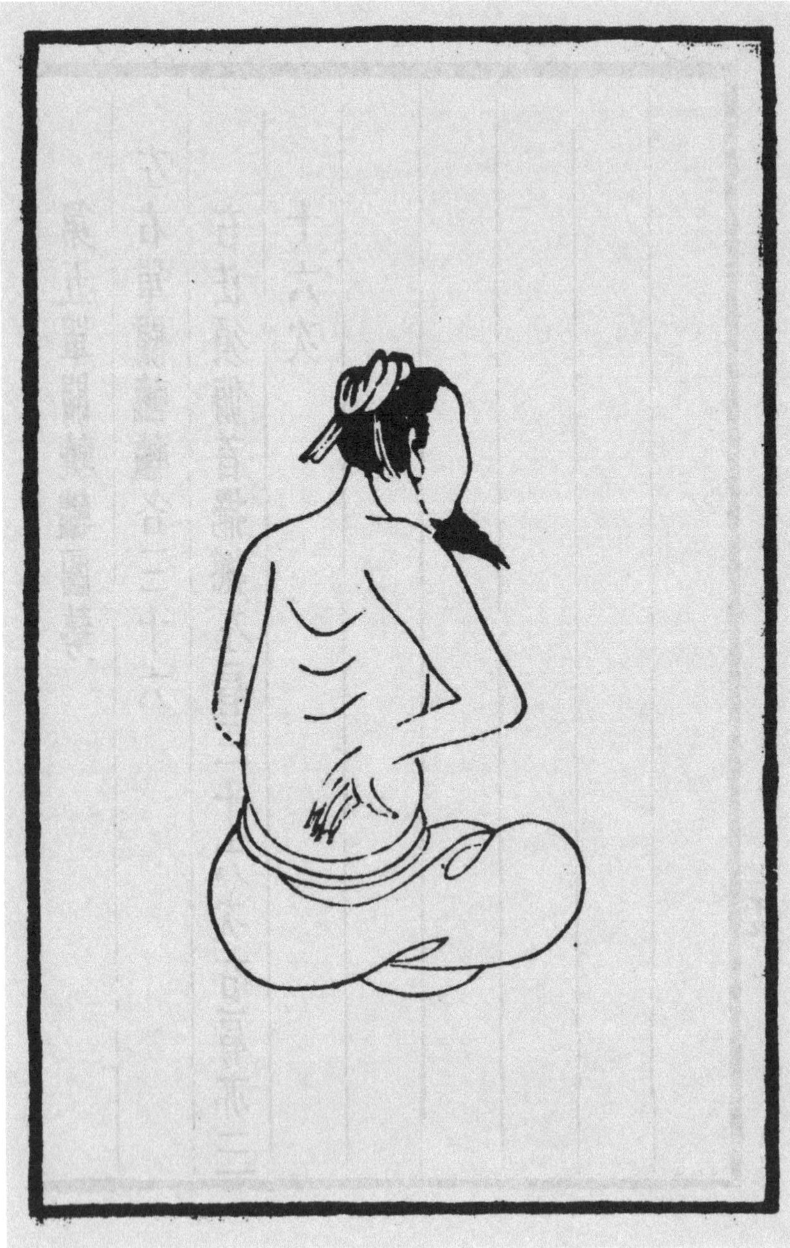

第六左右轆轤圖勢

雙關轆轤三十六

右法兩肩並擺撼至三十六數想入自丹田透雙關入腦戶鼻引清氣後伸兩脚

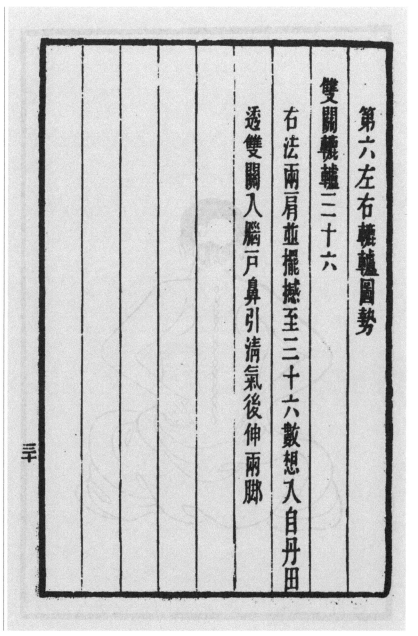

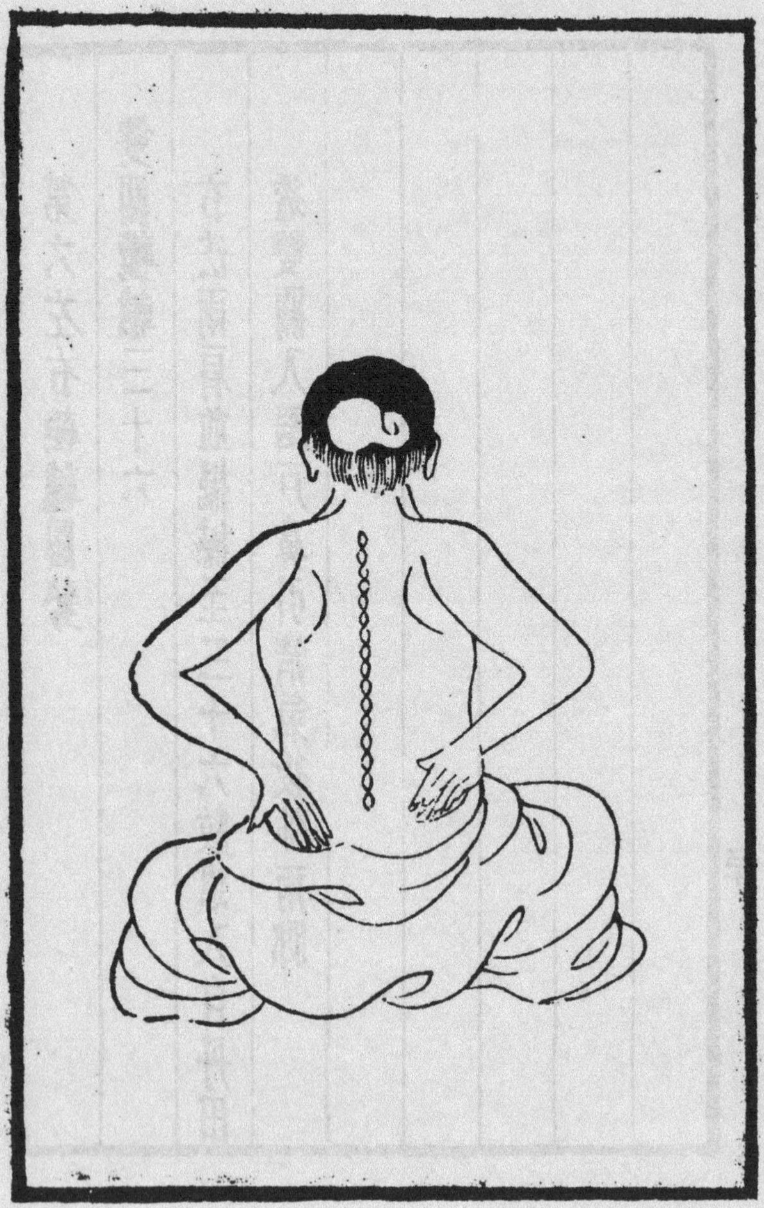

第七左右按頂圖勢

兩手相搓當河五呵後义手托天按頂各九次

右法兩手相义向上托空三次或九次

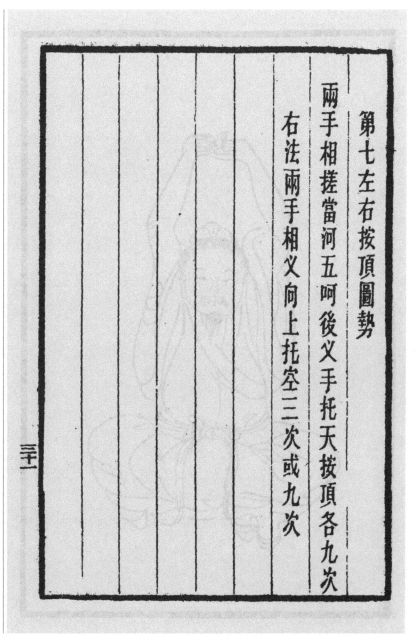

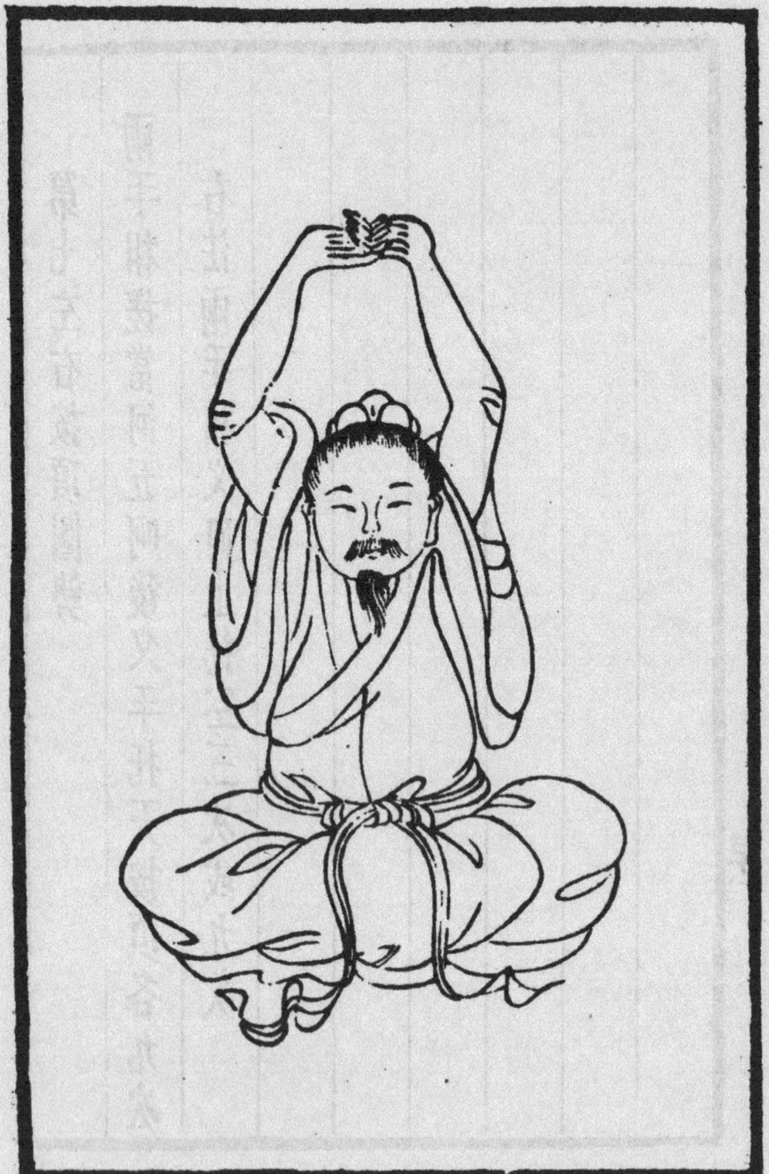

第八鉤攀圖勢

以兩手如鉤向前攀雙脚心十二次再收足端坐

右法以兩手向前攀脚心十二次乃收足端坐候口中津液生再漱再吞一如前數擺肩并身二十四及再轆轤二十四次想丹田火自下而上遍燒身休想時口鼻皆須閉氣少頃

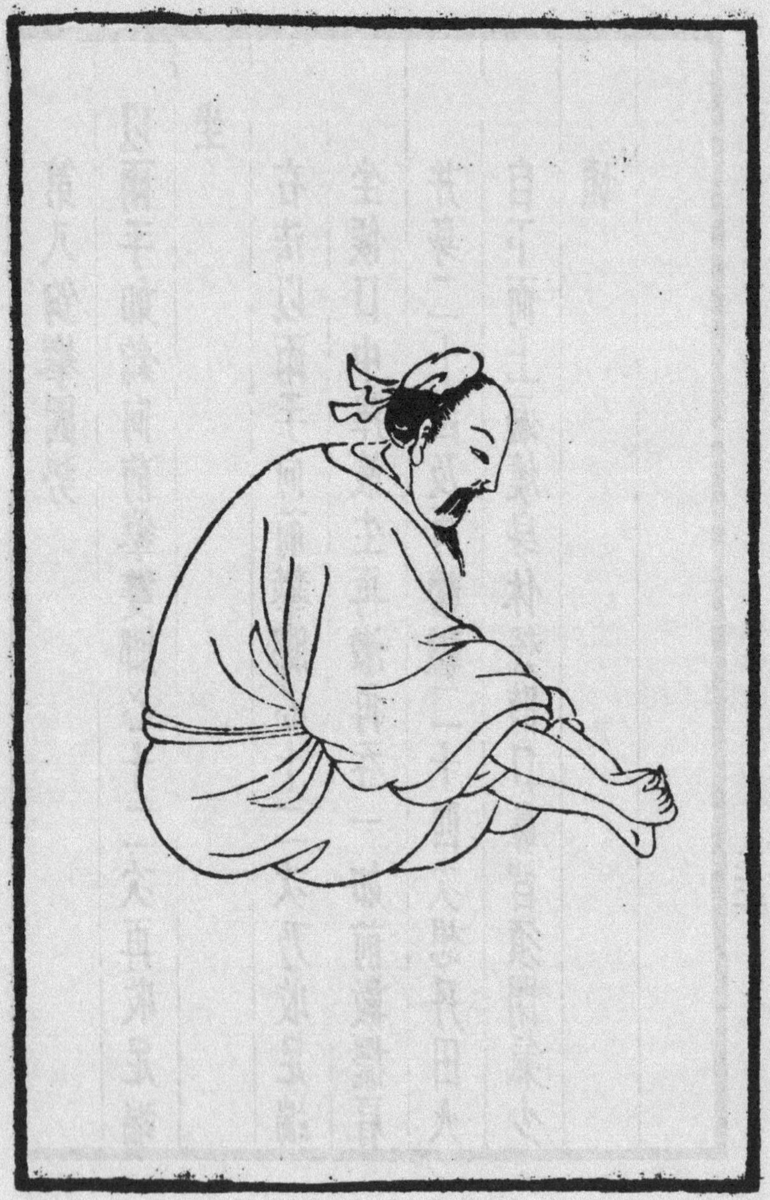

第九陳希夷左睡功圖

調和眞氣五朝元心息相依念不偏二一物長居

於戊巳虎龍蟠結大丹圓

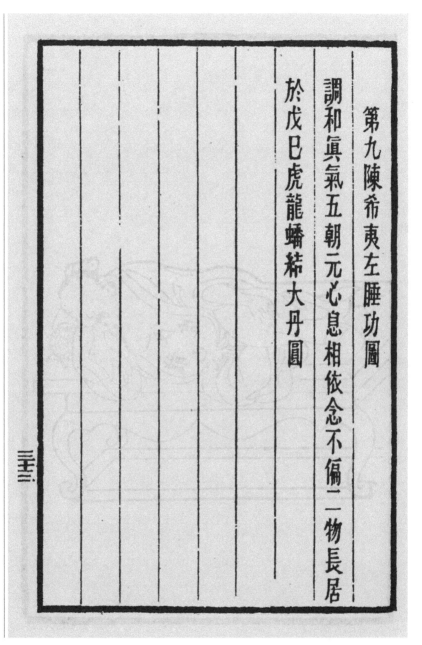

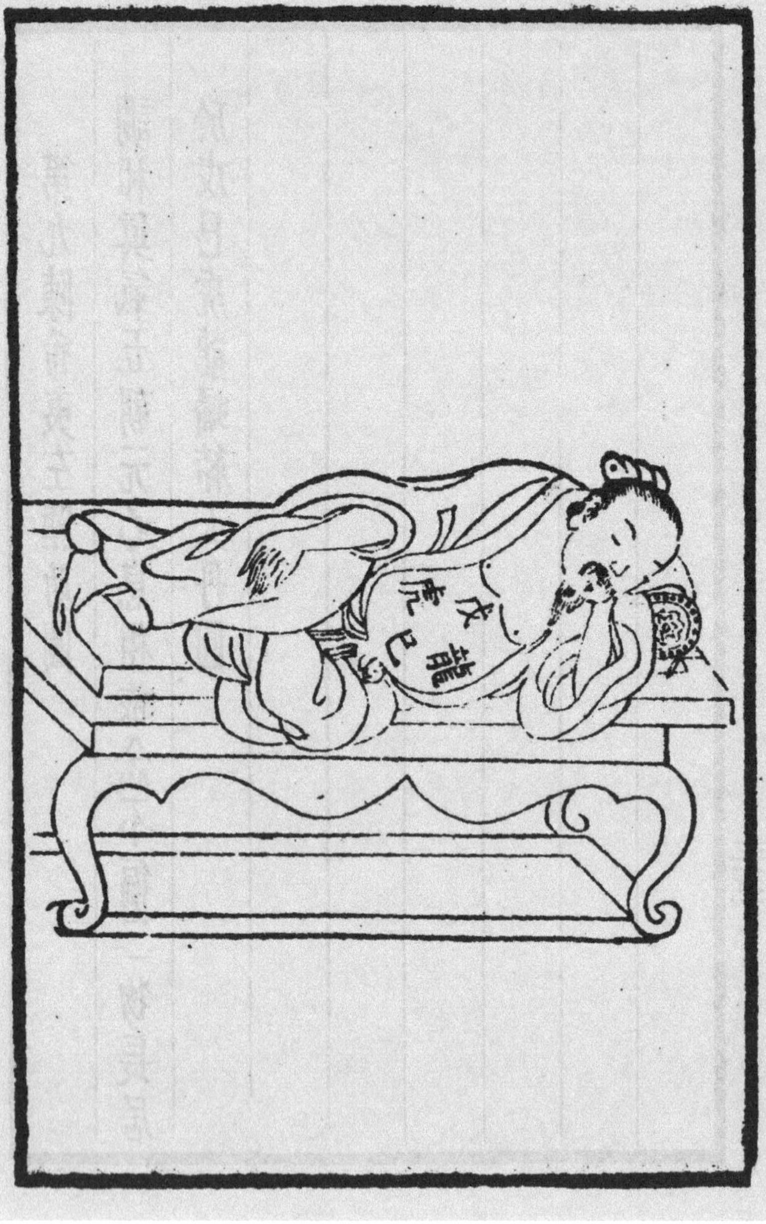
戊
己
龍
虎

第十布雁功圖

肺炁長居於坎位肝炁却向到離宮脾炁呼來中位合五氣朝元入太空

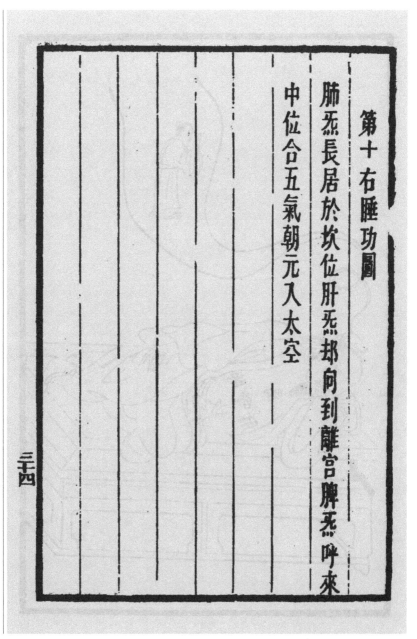

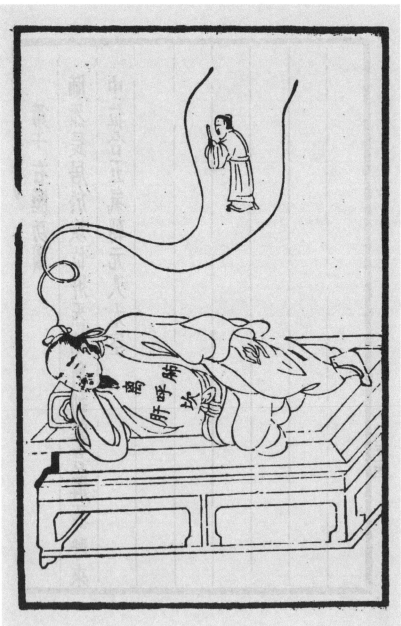

華佗五禽戲

王懷琪　編纂

中國健學社　民國二十年六月再版

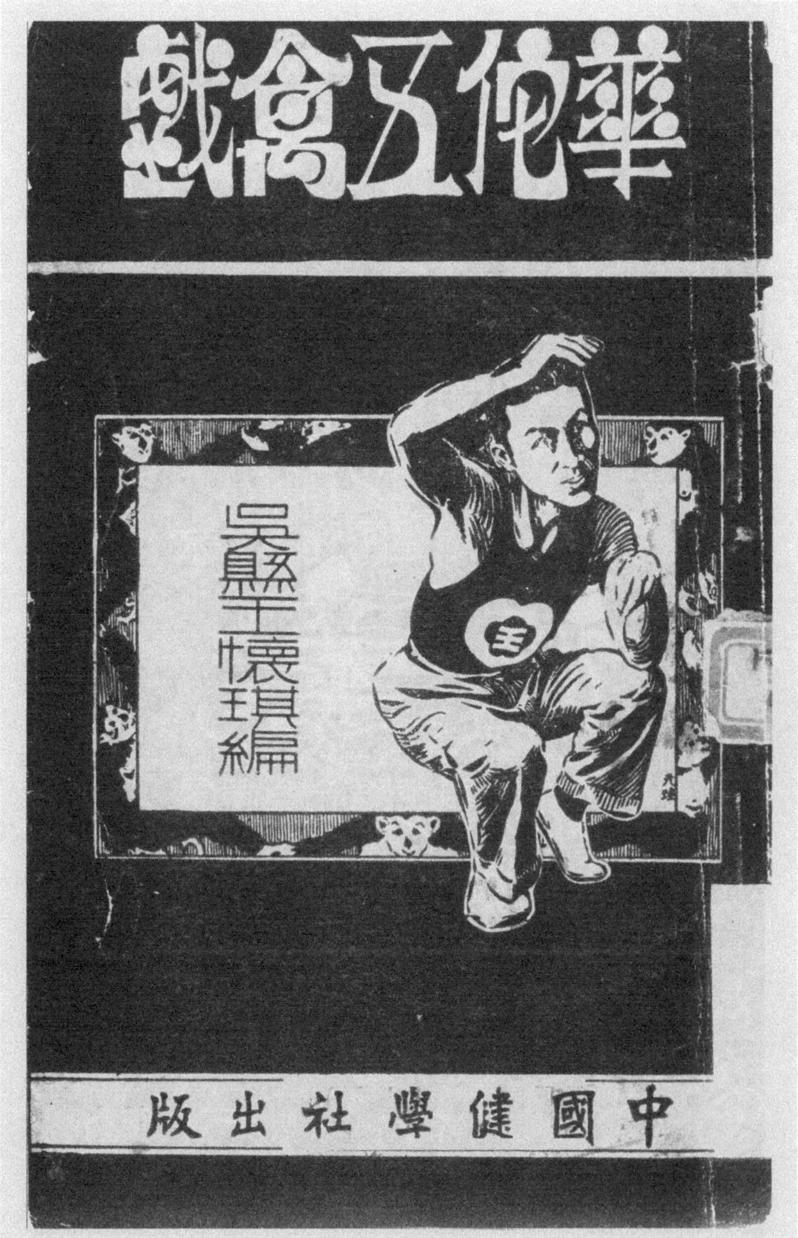

華佗五禽戲
吳縣王懷琪編
中國健學社出版

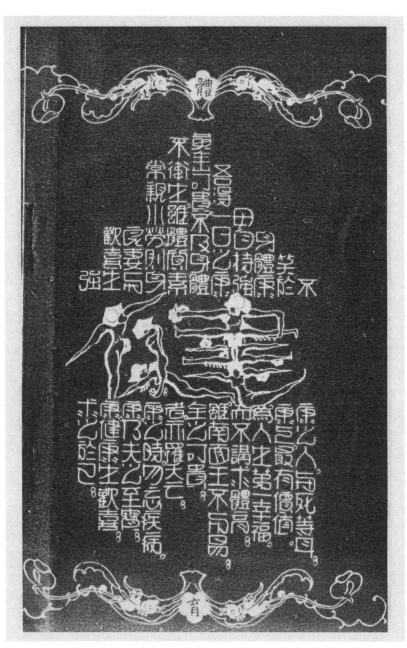

體

不
笑於
身體康
男自持強
吾得一日之康
黃金可貴。冥不及身體
不衛生。雖體簡素
常親小勞。則身
良妻為
歡喜生
強

康之人。與死等耳。
康乃最有價值。
為人生第一幸福。
而不講求體育。
雖南面王不與易。
全之可貴。
者亦罹夭亡。
康之時。勿忘疾病。
康乃夫之至寶。
康健康生歡喜。
求之於己。

育

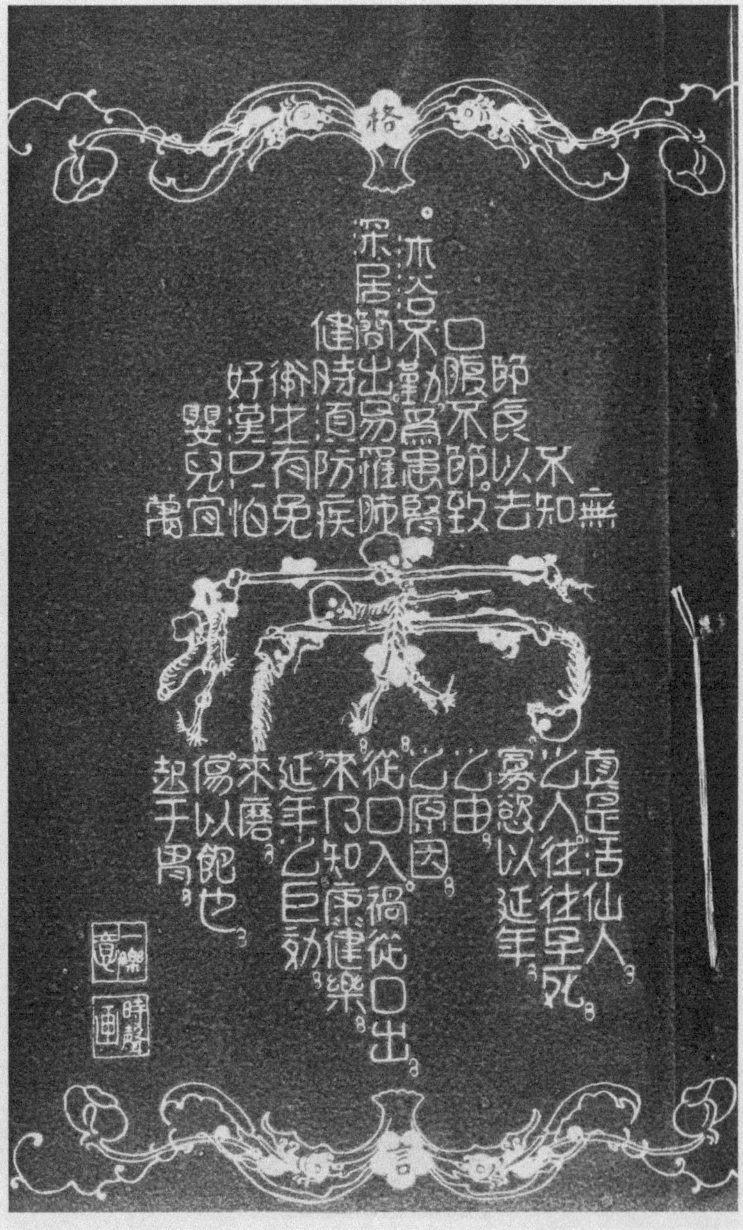
格
無
不知
節食以去
口腹不節致
沐浴景勤爲患醫
深居簡出易罹師
健時須防疾
衛生有免
好漢只怕
嬰兒宜
傷
真是活仙人
之人往往早死
寡慾以延年
之由
之原因
從口入禍從口出
來乃知康健樂
延年之巨効
來磨
傷以飽也
起于胃
言

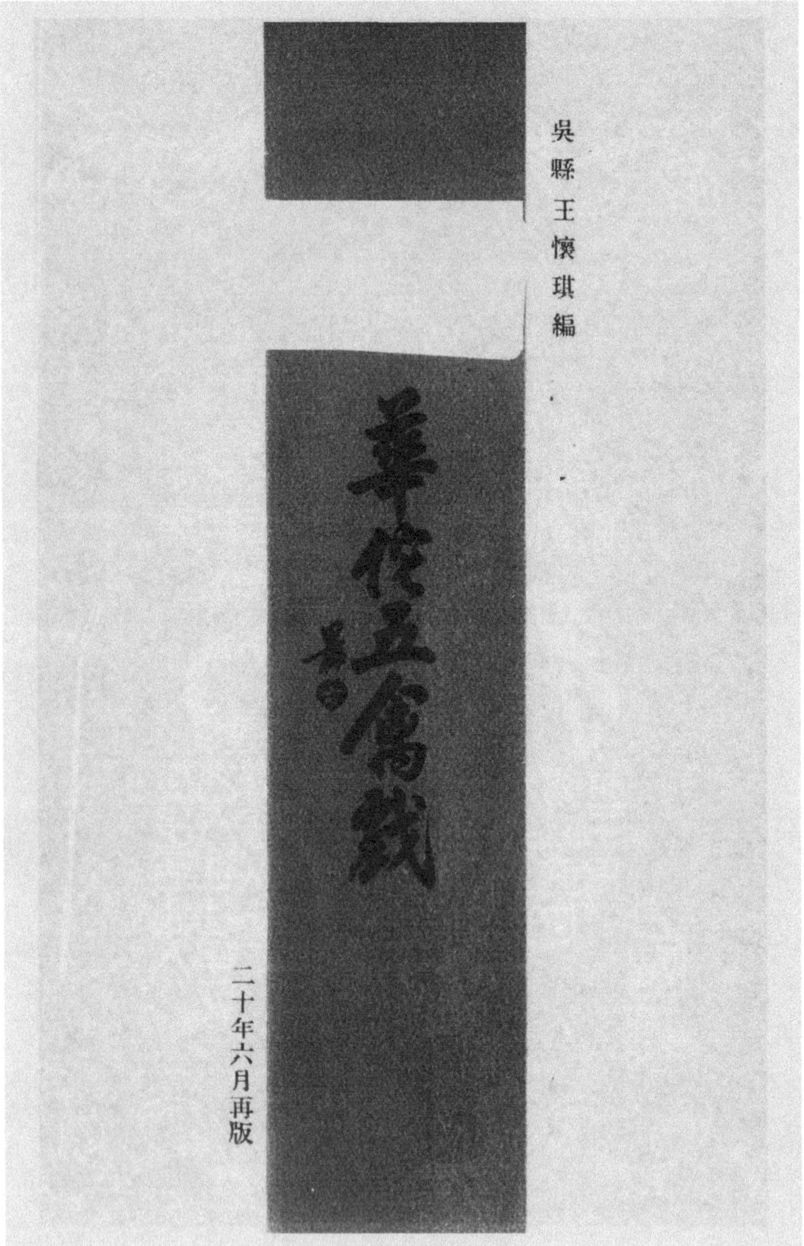
吳縣王懷琪編
華佗五禽戲
二十年六月再版

再版增訂

華佗五禽戲

插圖

五禽戲原圖

古代體育家五禽戲發明人

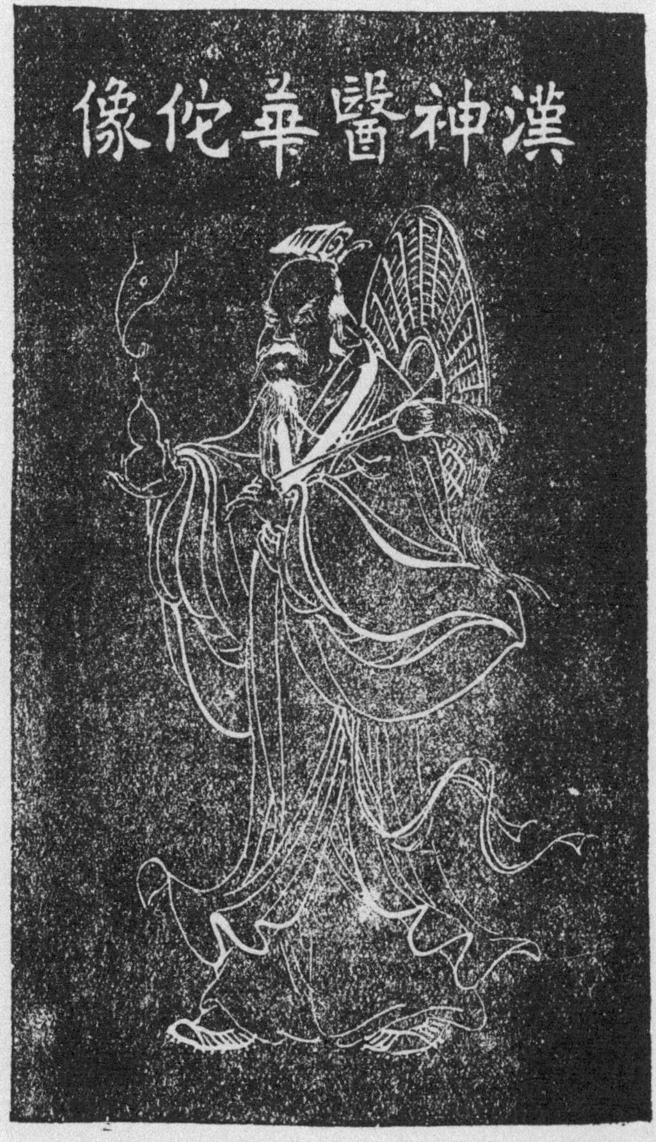

華佗傳

漢華佗字元化，沛國譙人也。一名旉，遊學徐土。兼通數經，曉養性之術，年百歲，而猶有壯容。時人目以爲仙神，……（中略）廣陵吳普，彭城樊阿皆從佗學，普依準佗療，多所全濟，佗語普曰：人體欲得勞動，但不當使極耳，動搖則穀氣得消，血脈流通，病不得生，譬如戶樞終不朽也。是以古之仙者，爲導引之事，熊經鴟顧。（熊經：若熊之攀枝自懸也。鴟顧：身不動而回顧也。莊子曰：吐故納新，熊經鳥申，此導引之士，養形之人也。）引挽腰體，動諸關節，以求難老，吾有一術，名五禽之戲，一曰虎，二曰鹿，三曰熊，四曰猨，五曰鳥，（佗別傳曰：吳普從佗學，微得其力，魏明帝呼之，使爲禽戲，普以年老，手足不能相及，粗以其法語諸醫，普今年將九十，耳不聾，目不冥，牙齒完堅，飲食無損。）亦以除疾，兼利蹏足，以當導引。體有不快，起作一禽之戲，怡而汗出，因以著粉身體輕便而欲食。普施行之，年九十餘，耳目聰明，齒牙完堅。……（下略）

華佗五禽戲

原圖

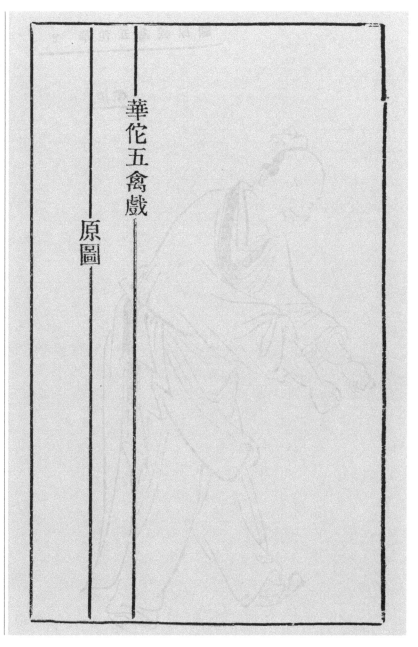

2 華佗五禽戲原圖

虎勢

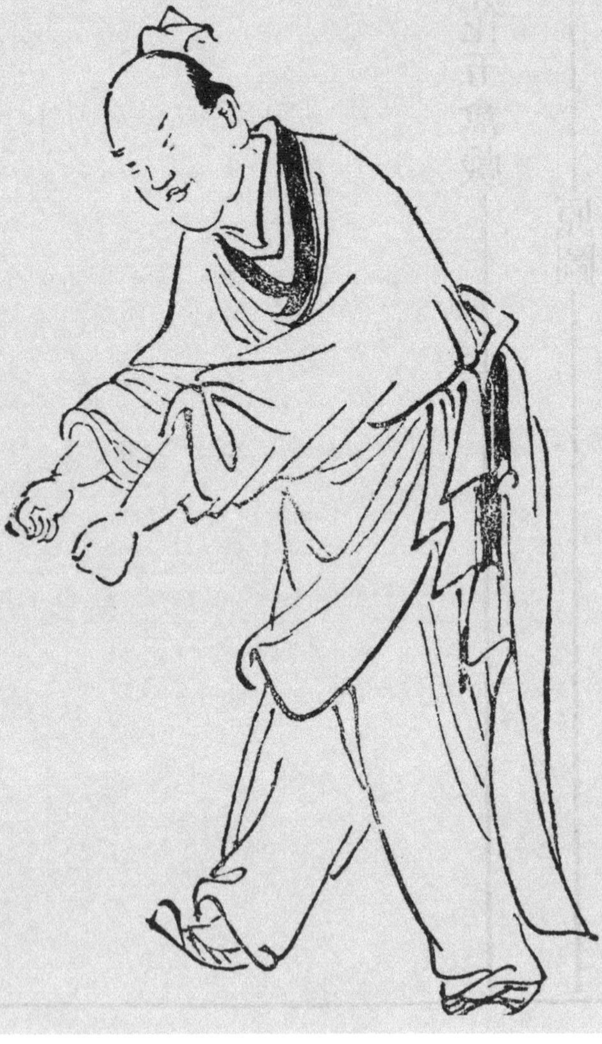

華佗五禽戲原圖 3

鹿形

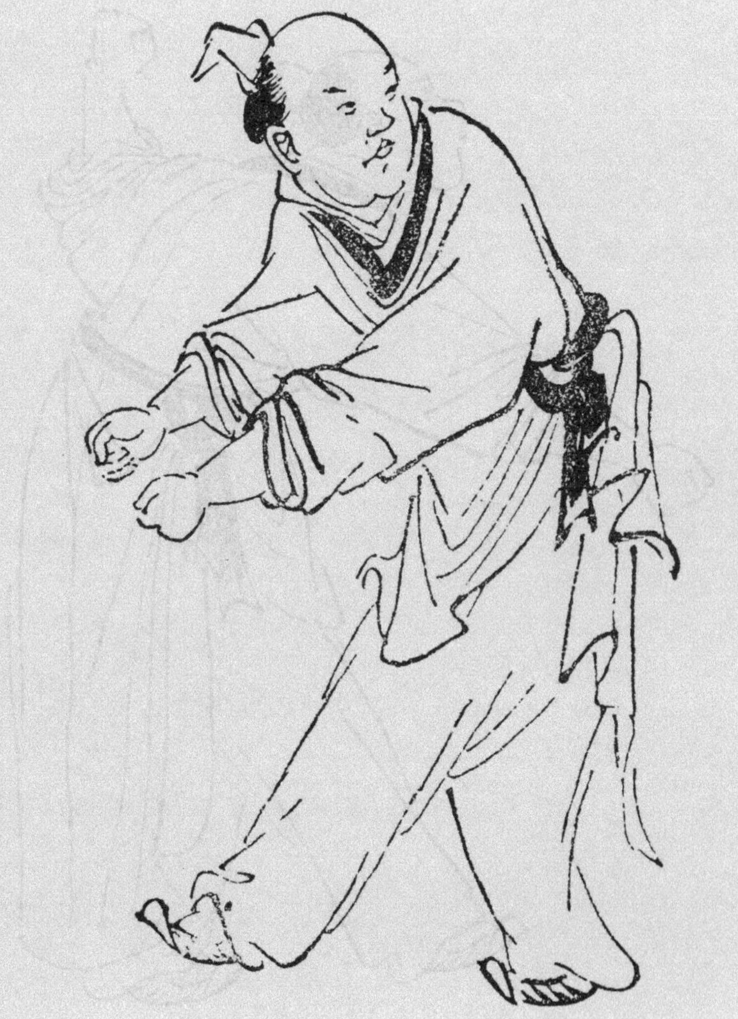

華佗五禽戲原圖

熊形

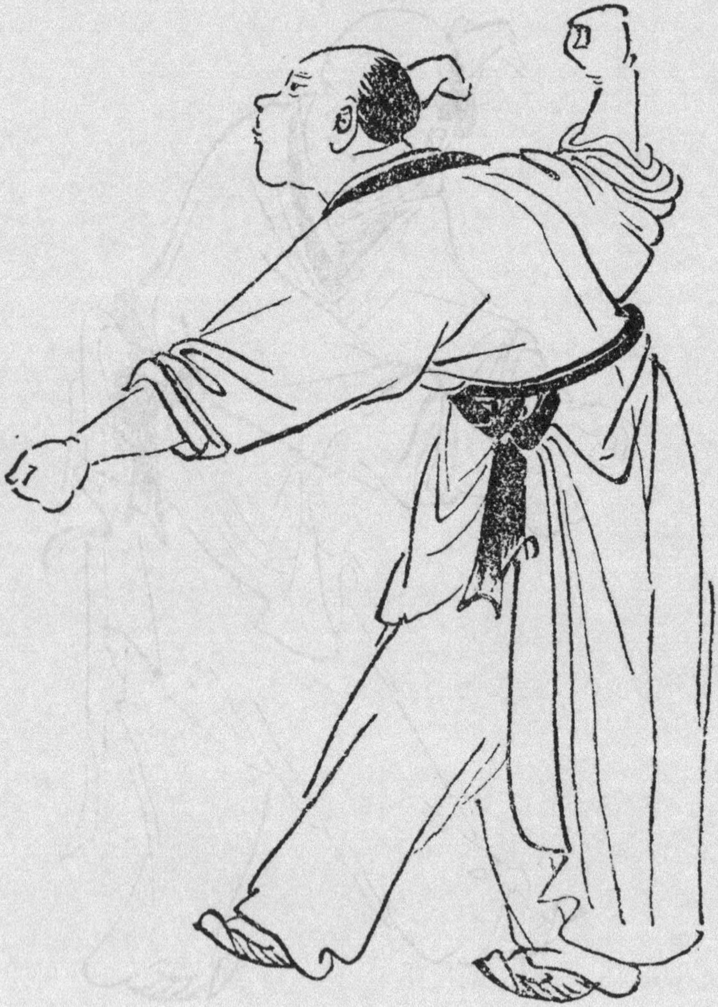

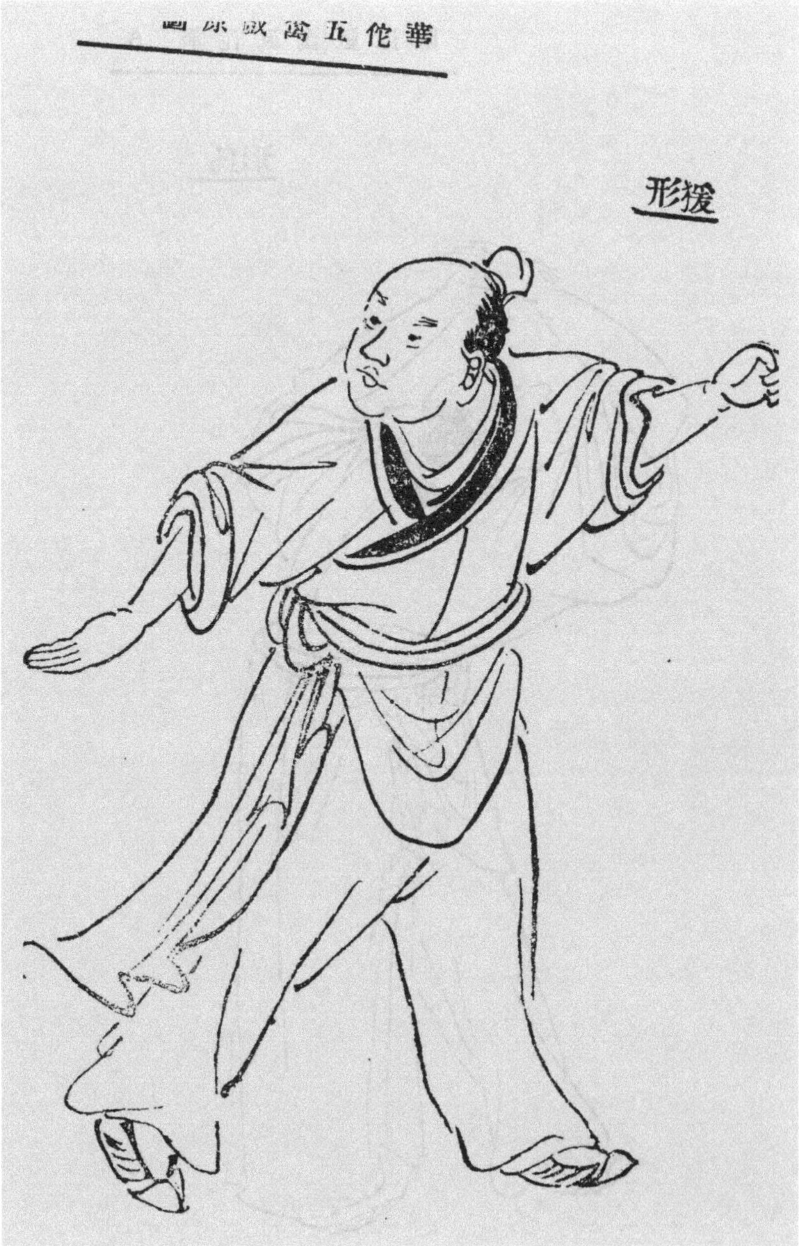
華佗五禽戲原圖
猿形

6 華佗五禽戲原圖

鳥形

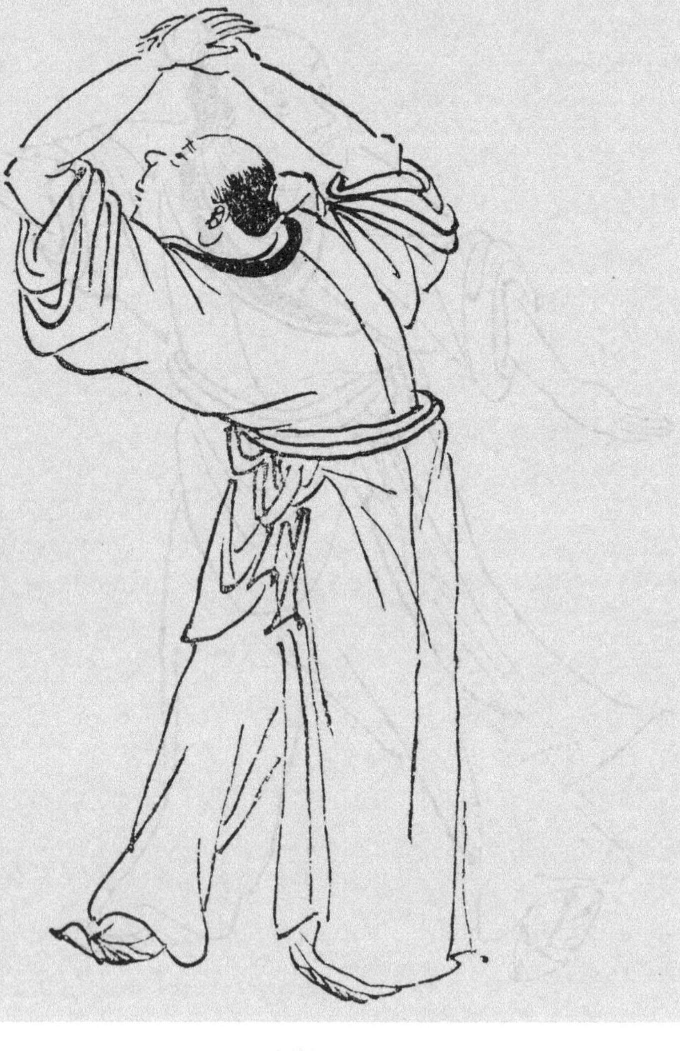

編者自序

不佞童年受家庭縛束，世家子弟，應守「文質彬彬」之訓，致將天賦活潑之本能，消滅無餘。其後痿靡不振，生氣全無，藥爐病榻，時作伴侶，人生樂趣，竟被病魔剝奪殆盡。及壯，欲圖上進，奈體力不濟，乃矢志投身體育專校，研究兩載，幸得卒業。自是與體育漸生感情，且視爲人生償不清之債務。惟所憾者：兩載中所受之體育學識，及耳聞目見，若瑞典式，—德國式，—美國式，—日本式，—此誦彼傳，獨中國式罕有傳述，余甚駭疑！考吾中華體育史，自黃帝迄今，已四千餘載之久，存在時期，既如是久永，其價值不言而可知。保存國粹，發揮而光大之，國人均有斯責。或曰：中國體育陳腐，不合當世所需要，余曰：誠然！誠然！吾儕既明其陳腐，曷不去其腐而益以新？若專事拾人齒餘以自誇，排斥國粹，湮滅國性，是何所取？民國二年，不佞服務北京農政專校，董校醫深善余言，編纂八段錦一書，得其臂助不少。民國三年，八段錦實施於上海葉氏創立澄衷學校，每逢運動會表演，輒受來賓之讚許，至是中國體育，引起國人所注意，民國八年，執教山西，課餘之暇，與當地學術兼優之國技名家，時相往還，得此五禽戲之秘。去秋江浙戰禍，省立學校停頓，不佞避亂回滬，適値澄衷學校姚君病假，曹葛二公，招余代課，不佞即取是法授諸中小兩部學生，實施結果，十分圓滿，其興味確勝逾八段錦。緣是法寓健身於遊戲，且有技擊之意味，模倣虎，鹿，熊，猨，鳥之動作，若稱之曰：倣傚操可。其動作身，手，眼，三法，相兼行練，即稱之曰：國技初步亦可。華佗精於醫理，為漢時神醫，發明此種健身法，若稱之曰：醫療體操，亦無不可也。爰檢原法，略加修訂，存原圖以證實，詳攝演式，付諸鉛槧，以徵海內同志之高見；區區愚衷，仍不外乎提倡中國體育云爾。

中華民國第一乙丑年春吳縣王懷琪識於麗水第十一中學校中學部體育會事務室

凡例

一、本書爲國粹體育之一，所載之運動法，僅有五節，較諸八段錦愈簡。爲漢時神醫華佗所發明，模倣虎，鹿，熊，猨、鳥，五種禽獸動作，故名華佗五禽戲。其功效之宏大，詳見華佗傳，再版附刊五禽戲新體操，爲編者最近創作。

一、此種運動方法，得自太原虬叟，經編者躬自嘗試，參以心得，依原法稍有增删。

一、此種運動，發明人之圖傳，暨運動之原圖，一一附刊於是，以存眞相，俾學者於新舊兩法，有所比較。

一、此種運動，無論男女老幼，皆可依法行練，若能持之有恆，則健全幸福，常可享受。

一、練習此種運動，不費時間，如學校用作早操或團體操練教材，每一禽戲之後，再加行深呼吸三四次，十餘分鐘卽可完事。

一、個人練習時間，最宜在淸晨面向東立。

一、在練習時，切忌胡思亂想，及用蠻力猛勁。

一、每一禽戲練習次數，學者量自己能力，而定之。萬勿貪速見效，致受損傷。

一、練習之前後，宜緩行數十步，以舒筋絡。

一、此種運動，另印華佗五禽戲全圖一大幅，由商務印書館出版。倘練習時，又恐姿勢上不易正確，置備一圖，懸諸壁間，面圖行練，則進步愈易。

一、此種運動，用於學校與軍隊……等團體操練，口令如左：

『立——正』

『中國體操——華佗五禽戲』

『第一禽戲——虎勢——』·『一·二·三·四·五·二、二·三·四·五·三·二·三·四·五·四·二·三·四·五·五·二

・三。四・五。六・二・三・四・停・』・

『第二禽戲——鹿形——』同第一禽戲

『第三禽戲——熊形——』同第一禽戲

『第四禽戲——猴形——』同第一禽戲

『第五禽戲——鳥形——』同第一禽戲

『踏脚——走』

『立——定』

『深呼吸——』。『吸・呼・吸・呼。一・二・……停・』

『稍——息』

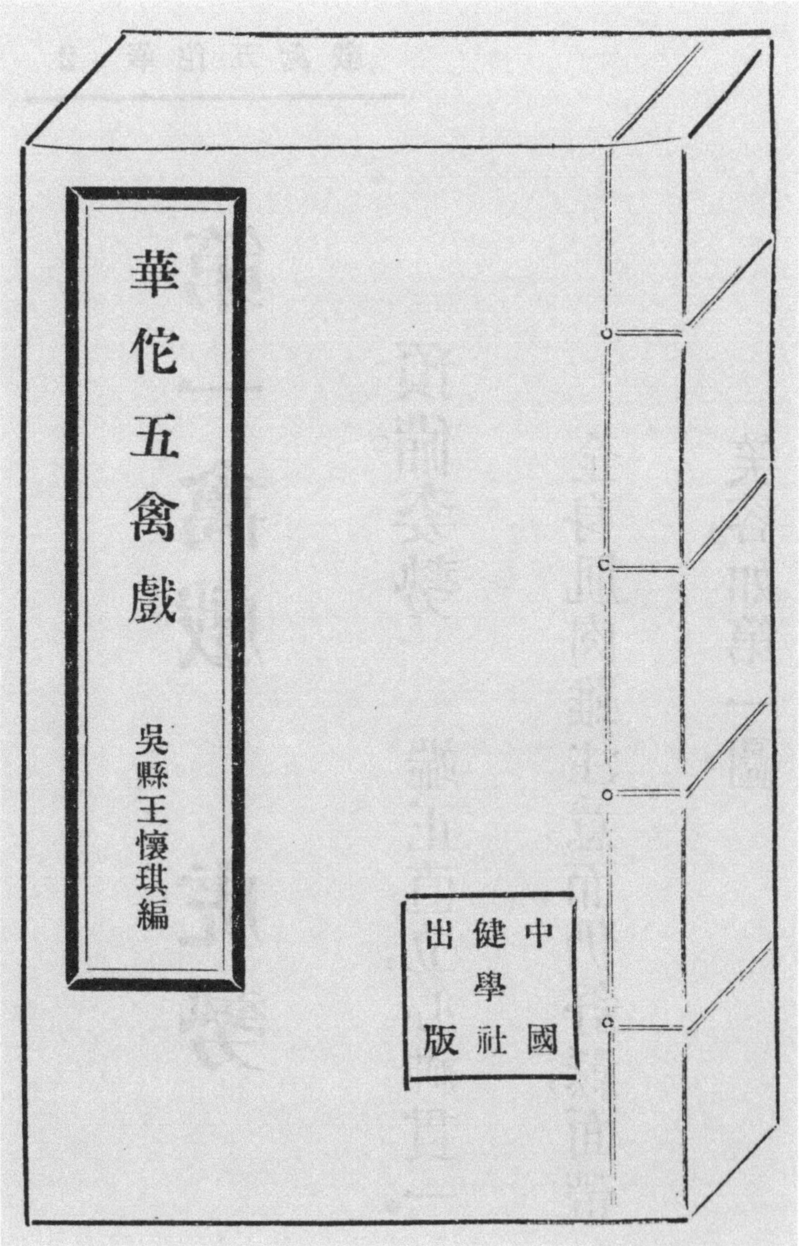
華佗五禽戲
吳縣王懷琪編
中國健學社出版

第一禽戲 虎勢

預備姿勢 端正直立，心神貫一。全身肌肉雖注意，而仍舒鬆，面帶笑容，如第一圖。

第一圖　預備姿勢

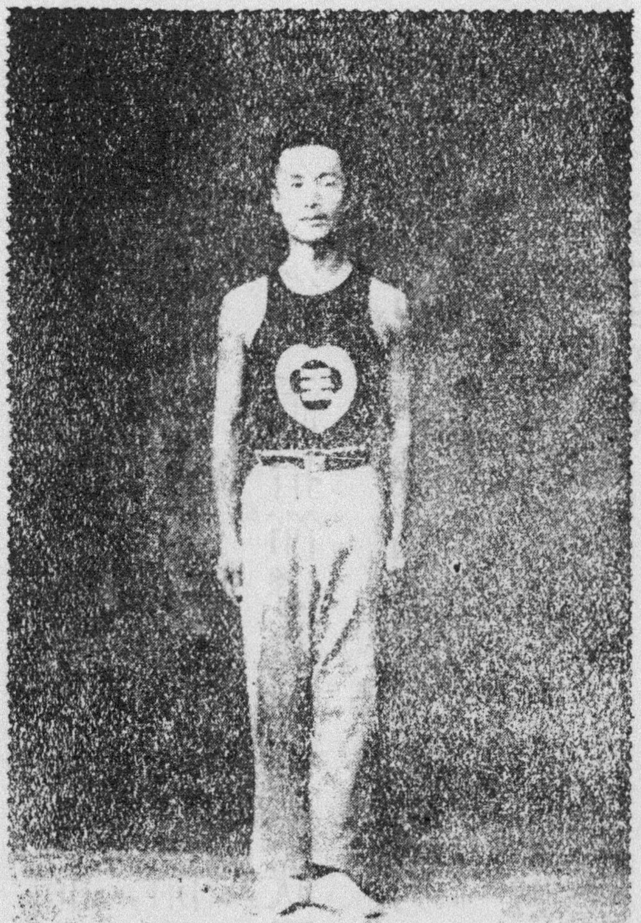

操練方法 (一)兩臂由前向上高舉，掌心向前，十指儘力張開，第一第二兩指節彎曲如虎爪狀，同時右腿屈膝高提起，足尖用力向下，怒目注視前方，如第二圖，做作虎起立狀。

第二圖　　虎勢一

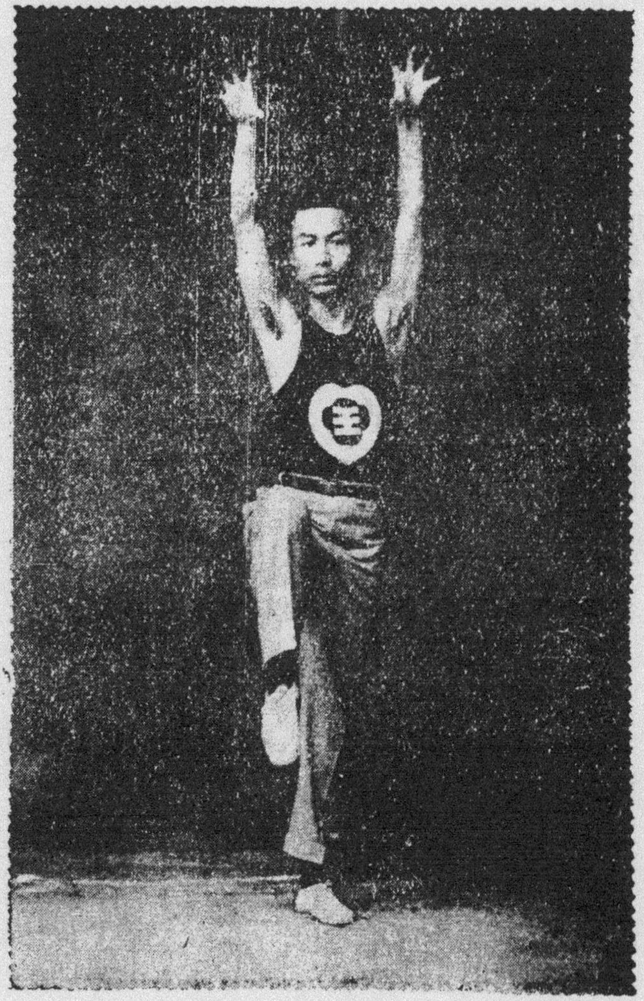

（二）兩臂由前向下斜舉，掌心向下，十指仍作虎爪狀，左膝屈半蹲，右膝伸直，足向前半步之地踏下，怒目注視兩手，如第三圖，倣作虎攫物勢。

第三圖 虎勢二

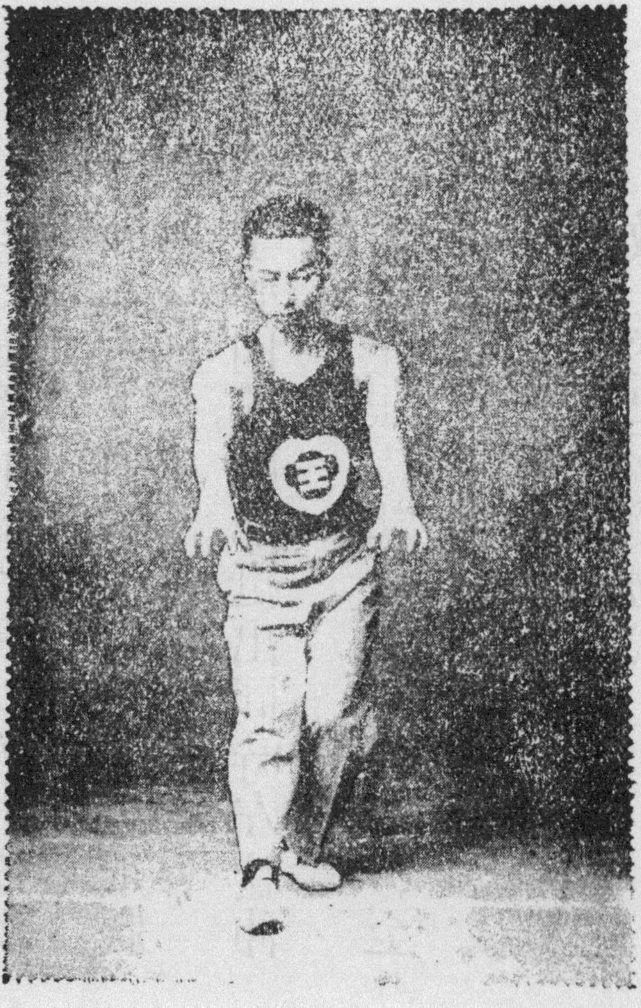

(三)兩臂由前平舉之部位，分開向左右下斜舉，十指仍作虎爪狀，掌心向前，胸部挺出，同時左膝伸直，兩足跟提起，身體重點均移至前足上，怒目注視前方，如第四圖，做作虎起立撲物狀。

第四圖　虎勢三

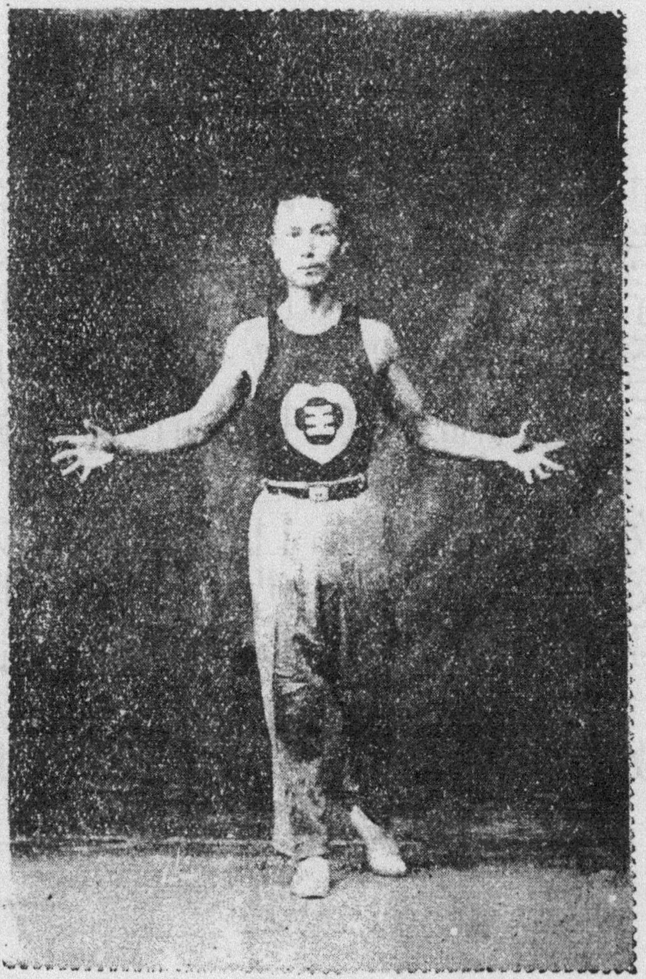

（四）膝屈蹲下，左膝跪於地上，上體向前俯伏，兩臂由左右上向前作撲地勢，指尖支於前方最遠之地上，頭微擡起，目仍向前上怒視，如第五圖，倣作虎據穴躍出勢。

（五）復預備時之姿勢，如第一圖。

（一）（二）（三）（四）（五）相反行之。

如法行至三十數，或四十數……

第五圖　虎勢四

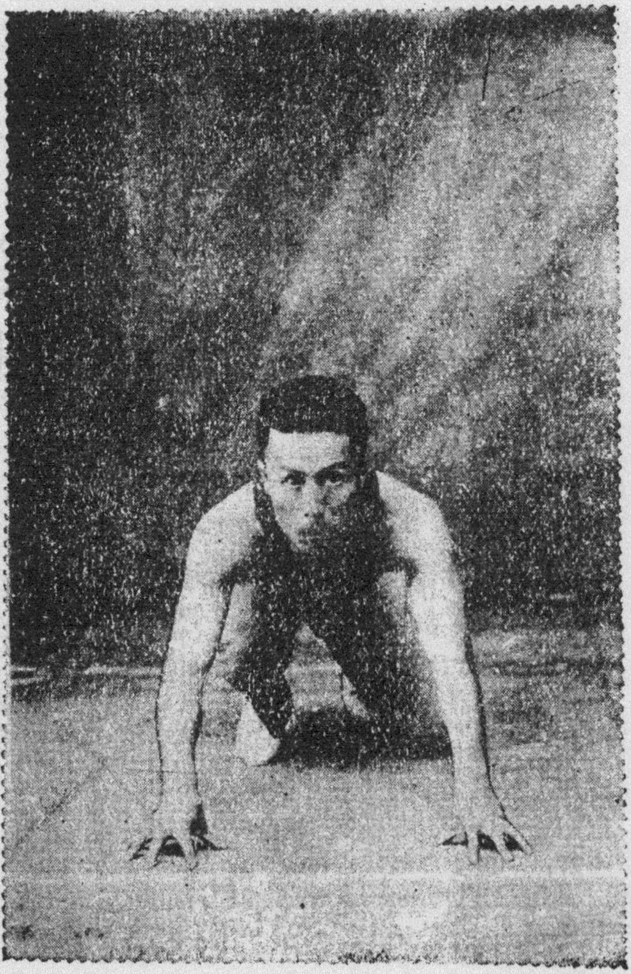

第二禽戲 鹿形

預備姿勢 如第一圖。

操練方法 (一)兩手握空拳齊向右側下方斜伸，同時上體轉至右方向前微傾，右足尖向右側一步點地，左膝略屈，頭轉向前如第六圖，做作鹿上山峯回顧狀。

第六圖 鹿形一

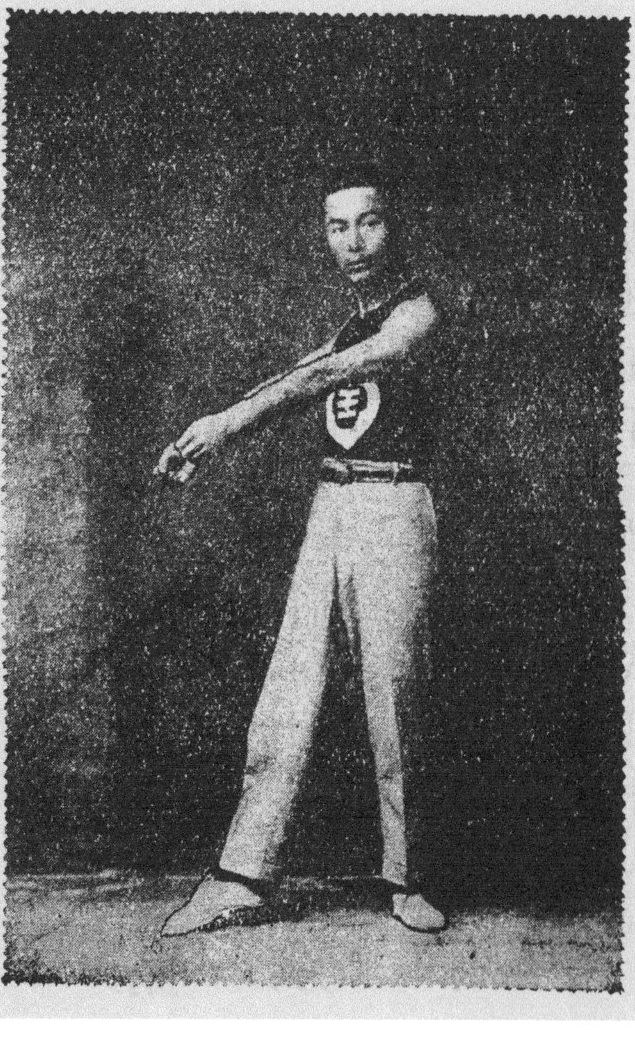

（二）兩臂肩上屈，兩手十指張開，掌心向前，大指貼於頭項之兩旁，做作鹿角狀，同時右足跟落地，兩膝微屈作半騎馬式，如第七圖。

第七圖　鹿形二

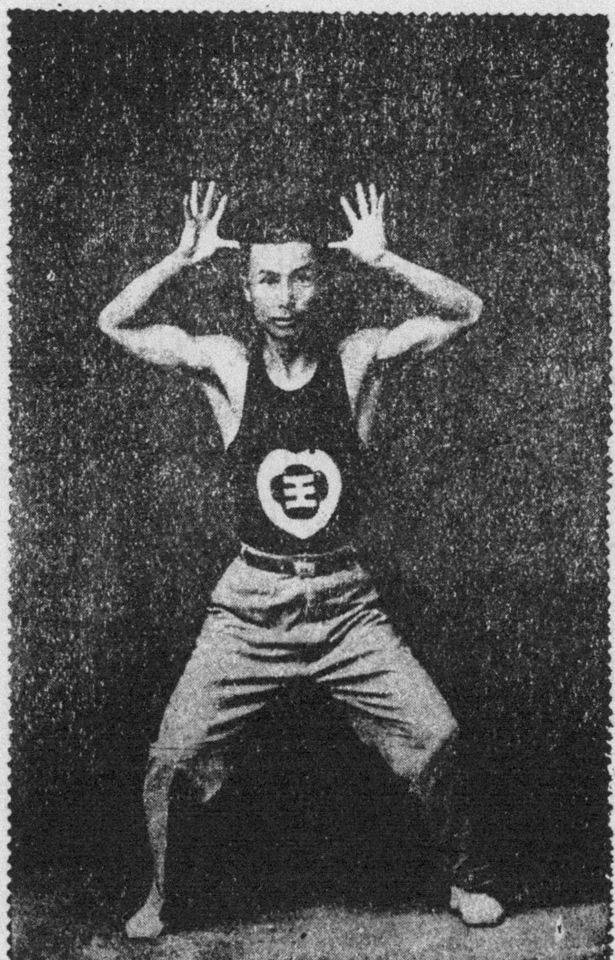

（三）上體向左轉，右膝跪下，同時兩臂由前平舉之部位，齊向左伸，左臂儘力向左伸出，右臂肘置於左膝蓋上，兩手掌心均向後，虎口相對，十指儘力張開，目視左手，如第八圖，倣作鹿左向側眠狀。

第八圖　鹿形三

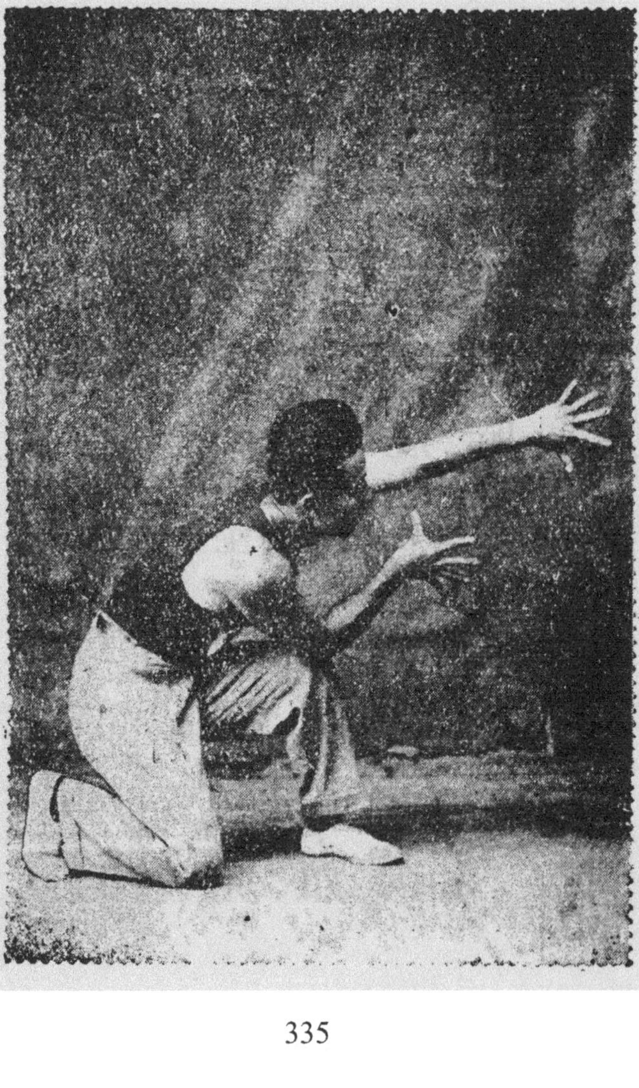

（四）兩臂由左經前方，齊向右伸，同時右膝離地，左膝跪下，上體由左旋向右方，右臂儘力向右伸出，左臂肘置於右膝蓋上，兩手掌心均向後，虎口相對，十指儘力張開，目視右手，如第九圖，倣作鹿向右側眠狀。

（五）復預備時之姿勢，如第一圖。

（一）（二）（三）（四）（五）相反行之。

如法行至三十數，或四十數……

第九圖 鹿形四

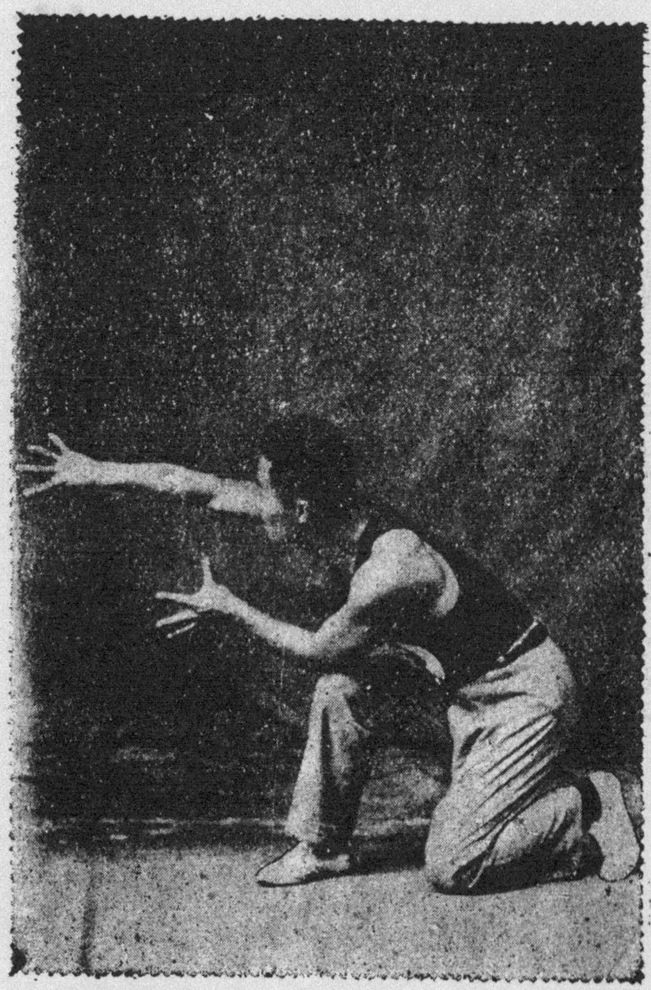

第三禽戲　熊形

預備姿勢　如第一圖。

操練方法　(一)左臂向前平舉，掌心向下，右臂屈於肩上，掌心向前，同時右足尖向前點地，如第十圖，倣作熊起立攫物勢。

第十圖　熊形一

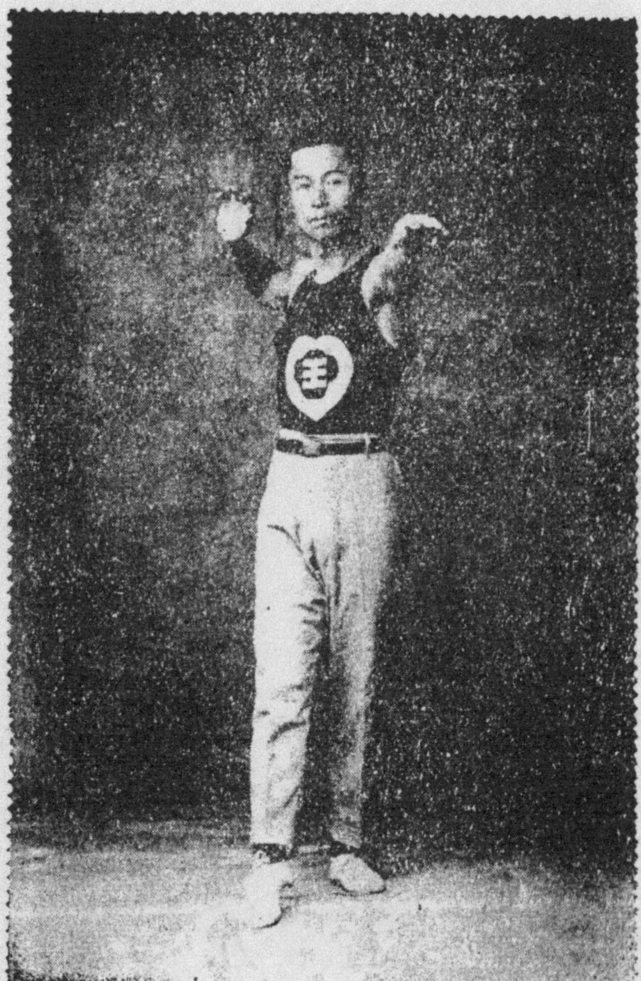

（二）左臂由下經後向上高舉，掌心向前，右臂由上經前手按於左膝蓋上，同時左膝屈，右足移至右方，與左足平立一線上，如第十一圖，倣作熊攀登樹幹狀。

第十一圖　熊形二

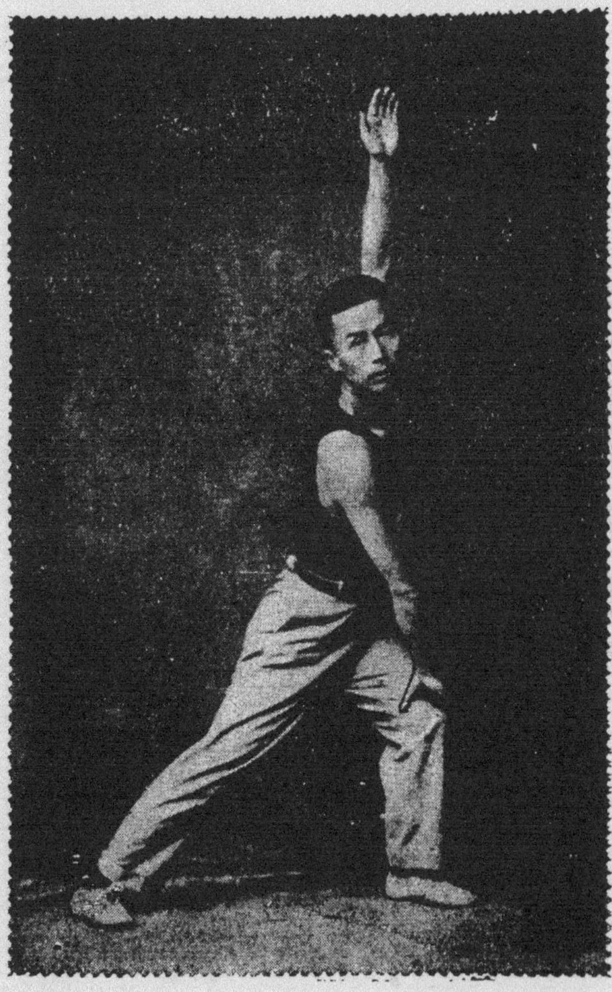

（三）兩膝屈，身蹲下。兩手掌心按於離足尖前一尺之地上，如第十二圖，倣作熊蹲伏狀。

第十二圖　熊形三

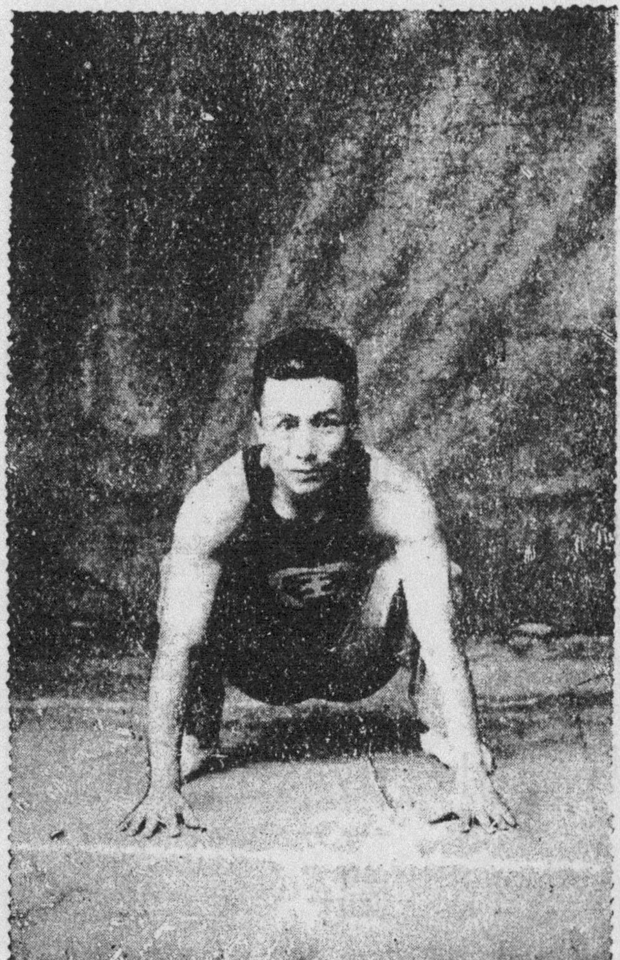

（四）臀部向右擺，肩向左擺，左膝略挺直，如第十三圖。

（五）復預備時之姿勢，如第一圖。

（一）（二）（三）（四）（五）相反行之。

如法行至三十數，或四十數。……

第十三圖　熊形四

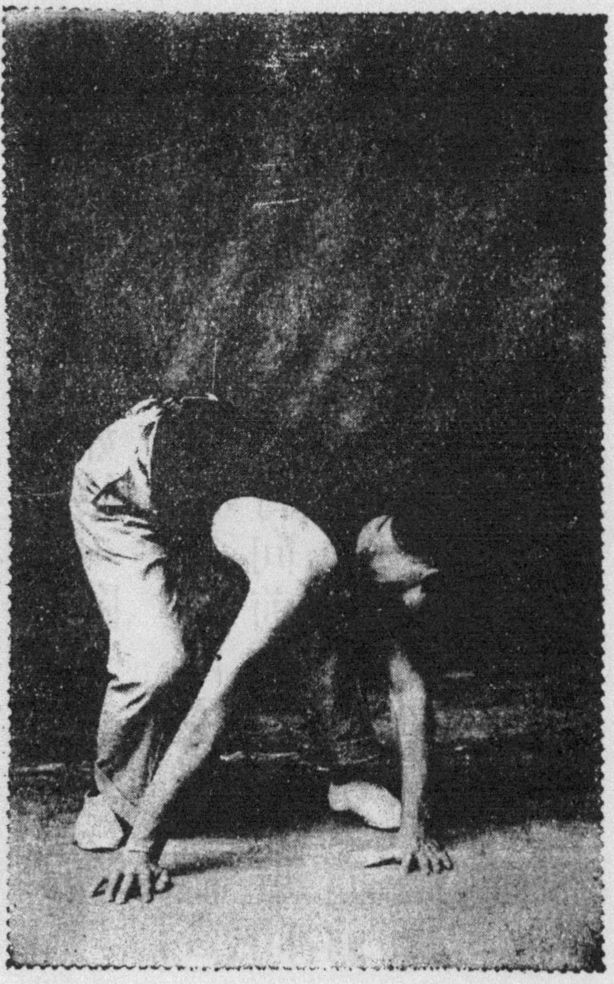

第四禽戲　猿形

○預備姿勢　如第一圖。

○操練方法　(一)(二)兩手指端相合，彎腕作鈎形，右臂向前斜上舉左臂向後下斜舉，臂肘略彎，同時右足尖向前斜方點地，跳躍二下，左腿屈膝向後提起腳心向上，上體向右斜傾出頭向左轉目注視左足。如第十四圖，倣作猿躍勢

第十四圖 猿形一二

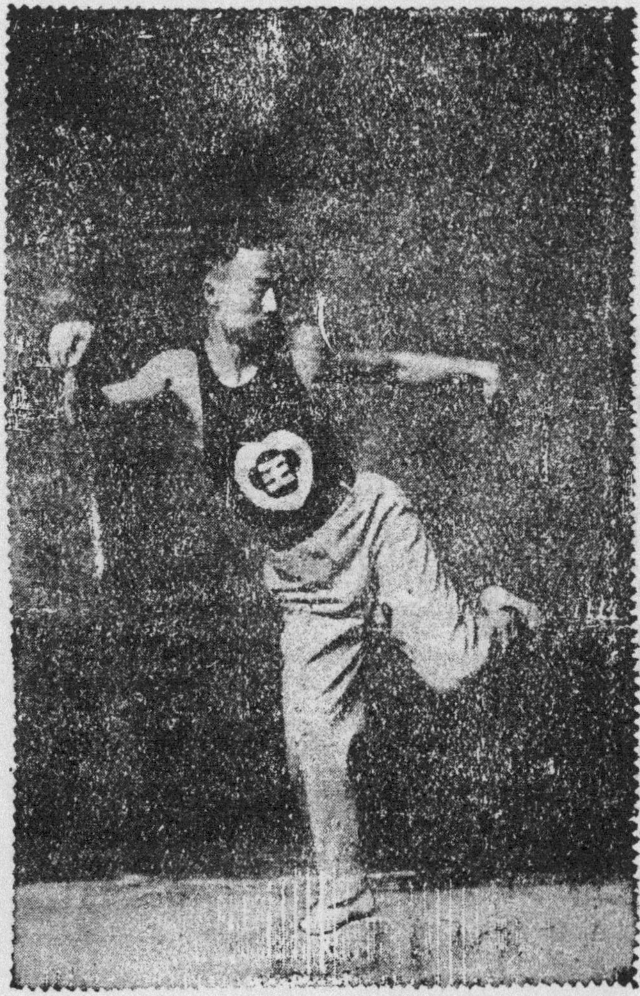

（三）左足向後方踏下，兩膝屈蹲下，右足尖支於左足旁地上，上體向右屈，右臂肘置於右膝蓋上，手作鈎形，右臂作弧形屈於頭上，手掌加於額前，如第十五圖。

第十五圖　猨形三

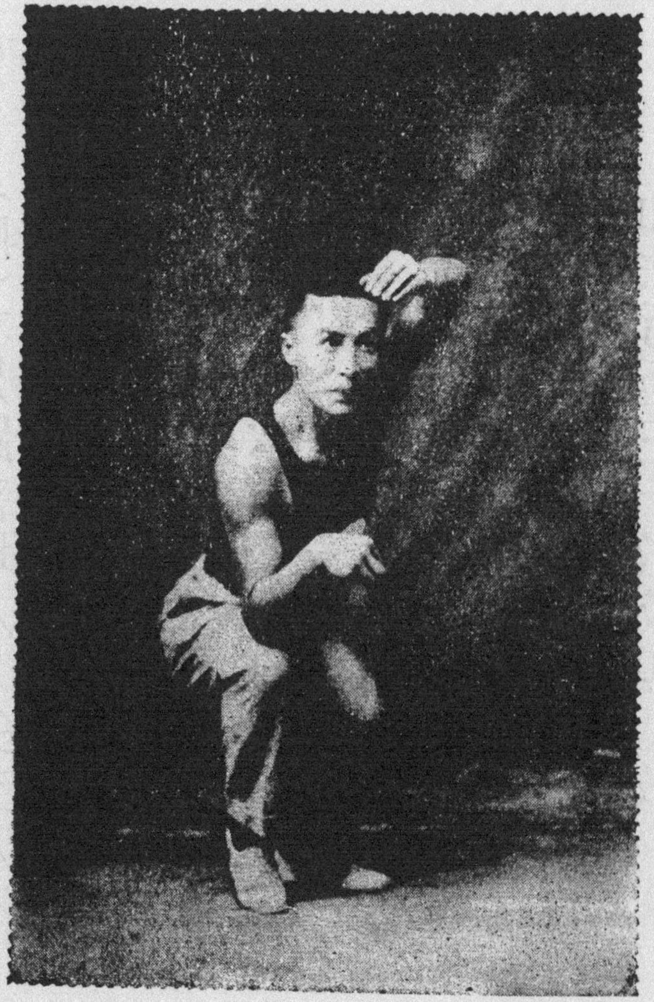

(四)右足跟落地，左足尖支於右足旁，上體向左屈。左臂肘置於左膝蓋上，手作鈎形，右臂作弧形屈於頭上，手掌加於額前，如第十六圖。

(五)復預備時之姿勢，如第一圖。

(二)(二)(三)(四)(五)相反行之。

如法行至三十數，或四十數。……

第十六圖　猨形四

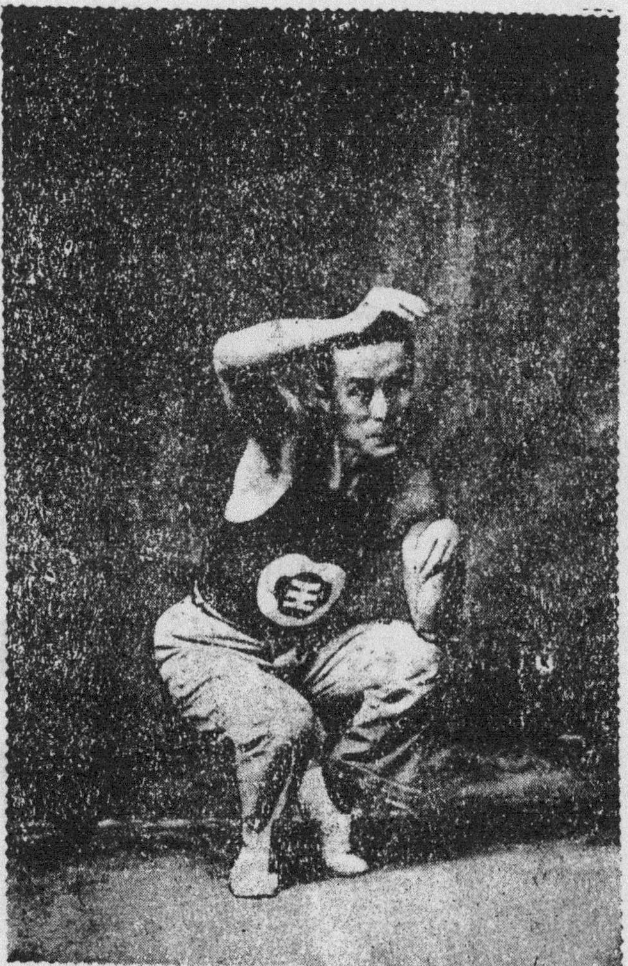

第五禽戲　鳥形

預備姿勢　如第一圖

操練方法　（一）（二）兩臂在側平舉之部位，屈伸一次，同時自右足始，爲急踏跳步三下，每一動先如第十七圖，次如第十八圖，復如第十七圖，惟兩臂伸直，倣作鳥振翼狀。

第十七圖　鳥形一

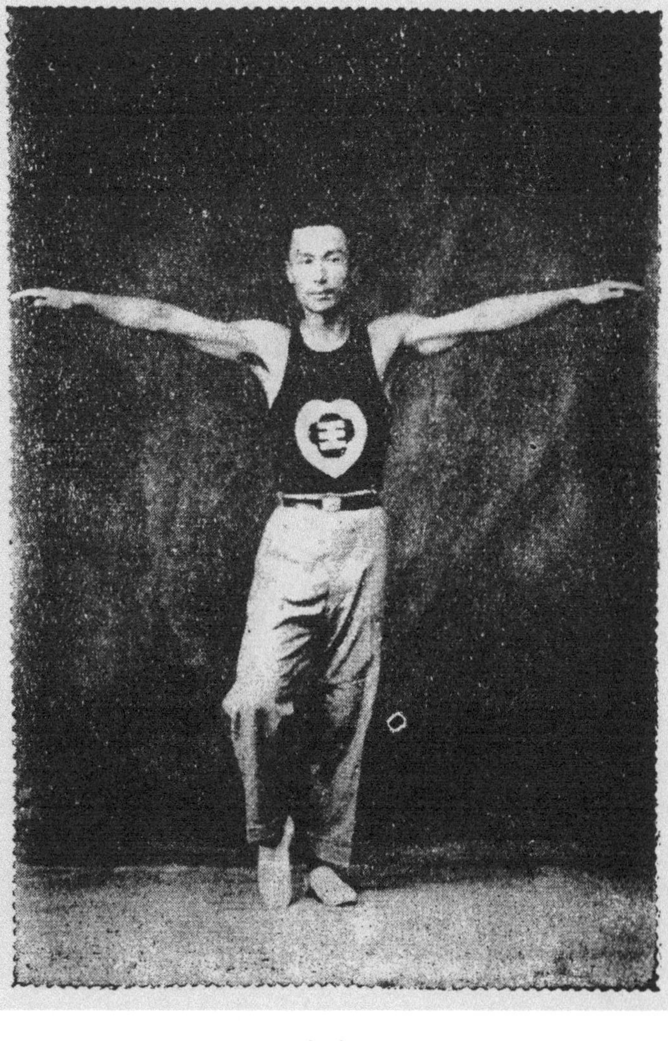

第十八圖　鳥形二

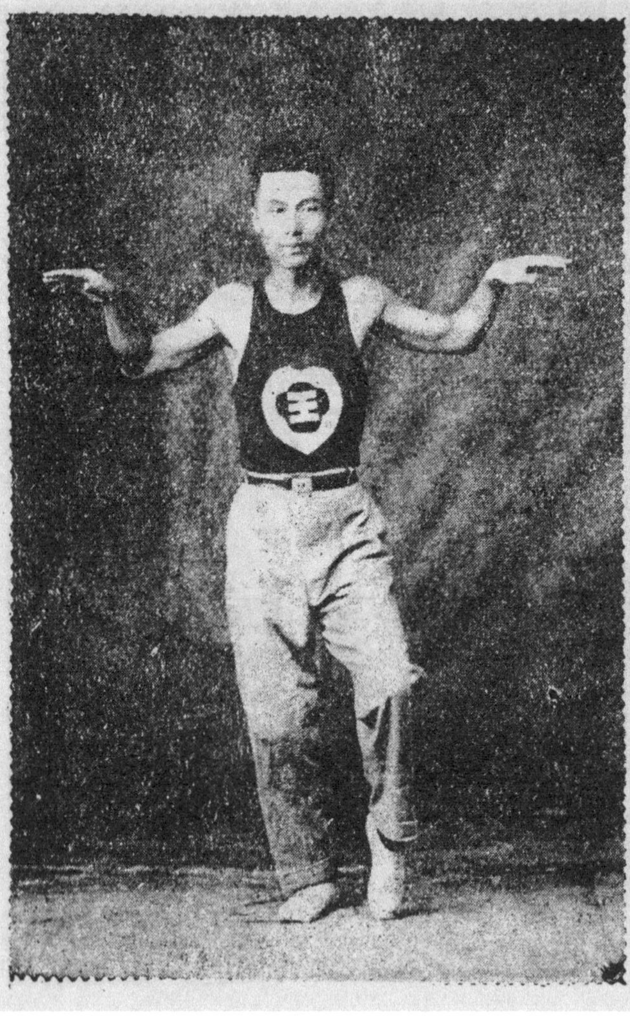

（三）兩臂由下經前向上斜舉，腕交义於頭前，上體向右轉，同時右足屈膝向右踏出一大步，頭向左轉，如第十九圖，倣作鳥飛空中返顧狀。

第十九圖　鳥形三

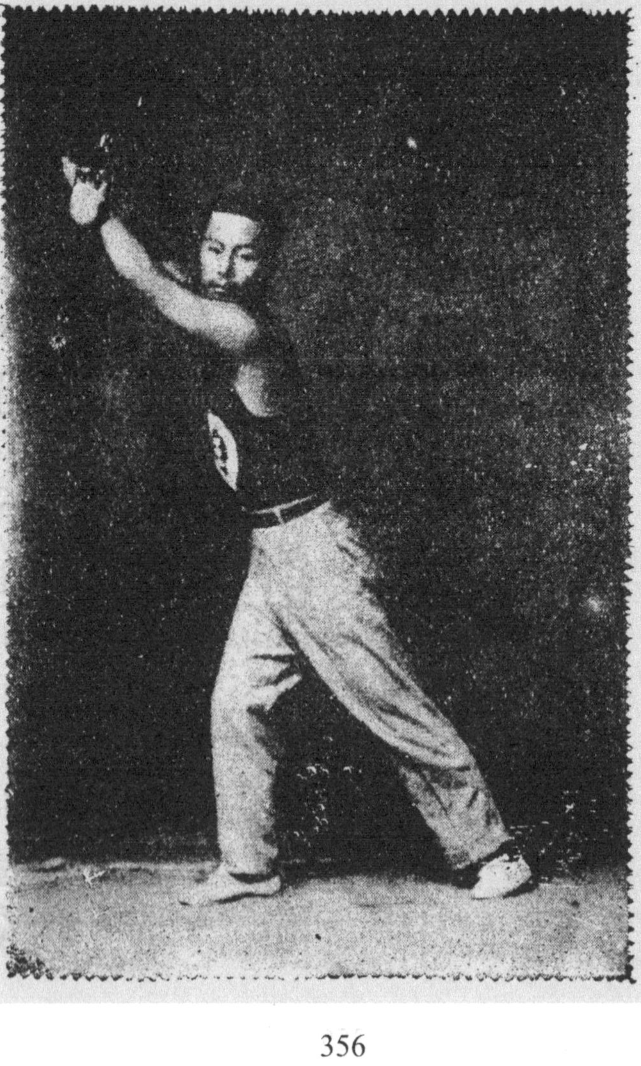

（四）屈膝，身蹲下，兩臂由左右向下，斜舉手指觸向兩側最遠之地面，如第二十圖，倣作鳥飛下張翼撲地勢。

第二十圖　鳥形四

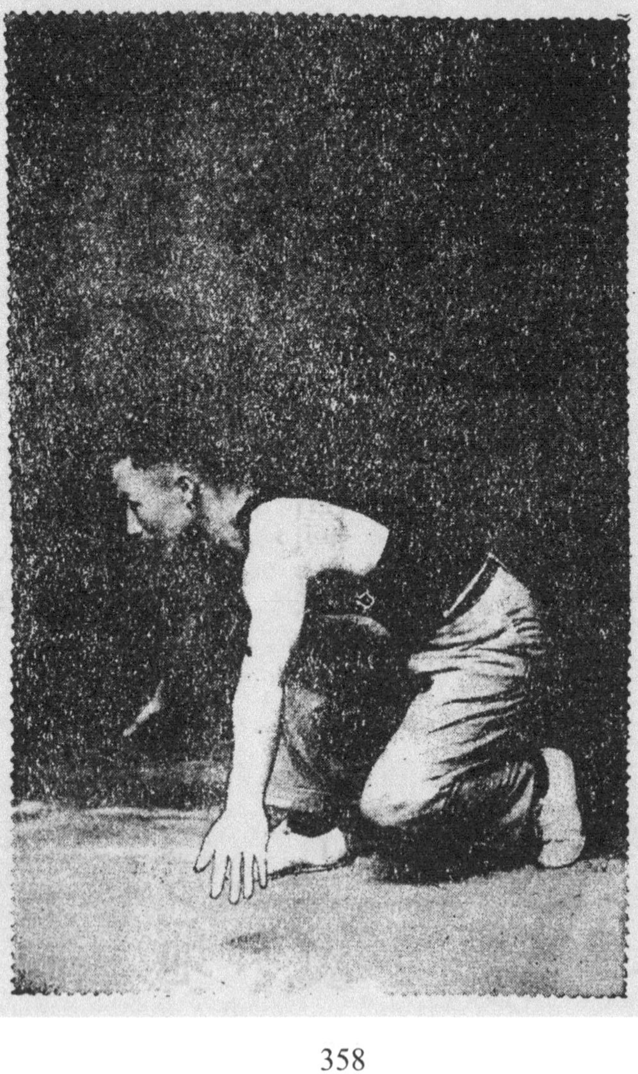

（五）復預備時之姿勢，如第一圖。

（二）（三）（四）（五）相反行之。

如法行至三十數，或四十數。……

——華佗五禽戲——完——

◘再版增刊

五禽戲新體操

本體操曾經澄衷中學校小學部實驗。在上海全市小學第三次聯合運動會表演・評判結果得團體操優勝・適逢本書再版。附刊於此・以供熱心國操者研究・

第一運動（熊一）

（一）左臂向前平舉。掌心向下。右臂屈於肩上。掌心向前。同時右脚尖向前點地。如第十圖。

（二）立正。

（三）（四）相反行之。

如法行至十六。

第二運動（虎一）

（一）兩臂向前平舉。掌心向下。手指盡力張開。第一第二兩指節用力彎曲。作虎爪狀。同時右脚跟提起。

（二）兩臂向上舉。掌心向前。手仍作虎爪狀。同時右膝向前提起。脚尖

向下·如第二圖·

（三）（四）依次還原·

（五）（六）（七）（八）相反換左脚行之·

如法行至十六

第三運動（鳥一·二·三）

（一）兩臂向左右平舉。掌心向下·右脚跟提起。如第十七圖。

（二）兩臂屈·引肘向下·指端向側。掌心向下·同時右脚跟落地·左脚跟提起。如第十八圖·

（三）（四）依次還原。

（五）（六）（七）（八）相反行之·

如法行至十六•

第四運動 （虎三）

（一）兩臂向前平舉•手作虎爪形•掌心相對•十指指端相接合•同時右脚向前進。

（二）兩臂向左右展開。掌心向前。仍作虎爪形。同時兩脚跟提起•挺胸•如第四圖。

（三）（四）依次還原。

（五）（六）（七）（八）換左脚向前進行之。

如法行至十六•

第五運動 （鹿一）

（一）兩臂由前向上舉・兩手掌心向前。十指儘力張開。同時右脚向右側出一大步・

（二）兩臂肩上屈・兩手十指仍張開・掌心向前・兩大指端貼在頭頂的兩旁・同時兩膝屈作半騎馬式・挺胸・如第七圖。

（三）（四）依次還原・

（五）（六）（七）（八）換左脚向左出行之。

如法行至十六。

第六運動（虎三）

（一）兩手作虎爪形。掌心向前。兩臂由前向上舉・同時右脚尖點地・

（二）左膝屈・兩臂向前下斜舉。掌心向下・手指仍作虎爪形・同時上體向前俯下。如第三圖。

（三）（四）依次還原。

（五）（六）（七）（八）換左脚向前行之。

如法行至十六。

第七運動（鹿一）

（一）兩臂疊組平屈於肩前。（右臂在上。左臂在下。）同時右脚尖向右點地。

（二）上體向右轉。兩手握空拳向右側下斜伸。右膝略屈

（三）（四）依次還原。

（五）（六）（七）（八）相反行之。

如法行至十六。

第八運動（鹿三・四）

（一）兩臂向前平舉。兩手十指張開。掌心向下。兩大指相接合。同時右脚向右側出一步。

（二）兩膝屈。左膝跪下。同時上體至右轉部位上向左屈。左臂肘擱右膝蓋上。右臂盡力向右伸出。兩手掌心向前。十指仍張開。兩手虎口相對。目注視右手。如第八圖。

（三）（四）依次還原。

（五）（六）（七）（八）相反換左方行之。

如法行至十六。

第九運動　（熊二）

（一）兩臂向左右平舉。掌心向下。同時右脚屈膝向右進一大步。

（二）上體向右轉。右臂向上舉。掌心向前。左手虎口向內。叉在右膝上。

（三）（四）依次還原。

（五）（六）（七）（八）相反換左方行之。

如法行出十六。

第十運動　（鳥四）

（一）右脚屈膝向右進一大步。同時上體向右轉。兩手交叉於頭上。頭仍向正前方。如第十九圖。

（二）全蹲。兩臂由左右下側斜埊。手指觸向兩側最遠之地面。如第二十。

（三）（四）依次還原。

（五）（六）（七）（八）換左方行之。

如法行至十六。

第十一運動 （熊三·四）

（一）右脚向右一步。蹲撐。如第十二圖。

（二）左膝賂挺直。臀部向右擺。肩部向左擺。如第十三圖。

（三）（四）依次還原。

（五）（六）（七）（八）換向左方行之。

如法行至十六。

第十二運動（猨三、四）

（一）兩臂向左右平舉。兩手指端相合。彎腕作鈎形。右脚跟提起。

（二）右脚跟仍提起。兩膝全蹲。右臂屈。臂肘擱放在右膝蓋上。手作鈎形。指尖向前。左臂掌屈於頭前。手作遮陽狀。如第十五圖。

（三）（四）依次還原。

（五）（六）（七）（八）相反向左方行之。

如法行一十六。

第十三運動（猨一、二）

（一）兩手彎腕作鈎形。右臂略屈向前上斜舉。左臂向後下斜舉。臂肘略

彎。左脚屈膝向後提起·脚掌向上·上體向右前斜傾出·頭向左轉·目注視左腿。同時右脚點地跳一下·如第十四圖·

（二）立正·

（三）（四）相反行之·

如法行至十六·

第十四運動（鳥一·二）

兩手叉腰·右脚始向前提膝跳躍十六動·

第十五運動

行深呼吸十六動·

——五人禽戲新體操——完——

華陀五禽戲完

再版增訂
中國體操
華佗五禽戲
一册實洋四角

吳縣王懷琪編　是術爲三國時神醫華佗所發明華氏云五禽之戲亦除疾兼利蹏足體有不快起作一禽之戲怡然汗出身體輕便而欲食足見此種運動之價值再版增刊編者創作五禽戲新體操開國操之先聲

中國體操
分級八段錦
一册實洋五角

吳縣王懷琪編　八段錦爲吾國舊有之強身法有強壯筋骨穩健步武增長氣力免除疾病幫助消化之功效爲歐美體操所不能及者有四點1不費時間2不需地位3簡單易行4效力宏大是書内容較訂正八段錦尤爲詳盡照相銅圖百餘幅分初級中級高級特級四級無論男女老幼均可循級按圖自能習練收效極易誠健身之寶筏

上海及各地商務印書館文明書局大東書局出售

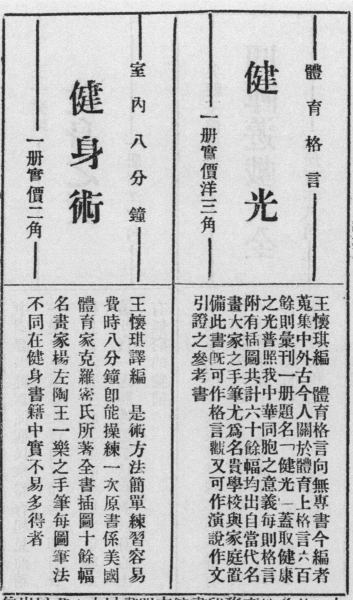

吳縣王懷琪
武進鄒法魯合編

鞭打遊戲

一册實洋六角

此種遊戲應人類追逐鞭擊之天性集編四十種經編者實驗有久確爲中小學最有興趣的遊戲教材用具簡單又不需佈置遊戲教材書中之創作

中國疊羅漢

一册實洋八角

王懷琪編　全書銅圖六十餘幅均用潔白銅版紙精印內容分徒手木棍跳箱雙槓雙梯六種疊式新穎教授疊羅漢之心得一一文讀之猶面聆編者講解無論何人皆可領會中小學校暨體育團體不可不備之參攷書

星球規則

一册實洋三角

王懷琪編　孫掞校星球即小橡皮足球因其球小似星故以名之凡設備與規則等是書無不備載熱心小足球運動內地各學校咸宜手置一册

中國體操

易筋經廿四式圖

一幅洋一角半

吳縣王懷琪編

此種體操共有三部每部八式故又名曰神勇八段錦因其法有八曰提曰舉曰推曰拉曰摩曰盤曰墜是也相傳爲後魏明帝太和年間僧人達摩所倡功効宏大人所共知編製是圖便於學者懸掛壁間面圖習練猶似面聆編者之指授

中國舞蹈

八段錦舞

一册三角

王懷琪等編

舞蹈一術原爲吾國國粹因之提倡轉致取法異邦編者有鑒於此搜集中國八段錦舞五種殿以跑圈舞一種輯成是書每舞逐段詳加說明並附清晰照片舞時姿態可以一目了然極便教學

商務印書館發行

女子機巧運動

堆砌圖案

一册六角

王懷琪編

編制以圖爲主說明輔之分上中下三編上編載各女校表演成績中編解釋堆砌案圖各種部位下編說明各種圖式之堆砌法

商務印書館發行

實驗深呼吸練習法

王懷琪編

本書先深呼吸生理學上的說明次深呼吸各種方法及效驗後附女子深呼吸法各種動作姿勢均有精圖表示欲謀健全身體者不可不備一冊

一冊四角　商務印書館發行

業餘運動法

王懷琪編

一冊二角

商務印書館發行

五禽戲體操圖

王懷琪編　葉元珪繪圖

一幅二角半

商務印書館發行

八段錦教授掛圖

王懷琪編　武次申繪圖

一套八幅一元二角

商務印書館發行

中華民國十四年十月初版
中華民國二十年六月再版

中國健學社體育叢書
再版增訂 華佗五禽戲（全一册）
實價大洋四角
（外埠酌加運費匯費）

編纂者 吳縣王懷琪
發行者 思梅廬主人
印刷者 上海大東書局
總發行者 中國健學社
分售處 上海及各埠 大東書局 商務印書局 文明書館

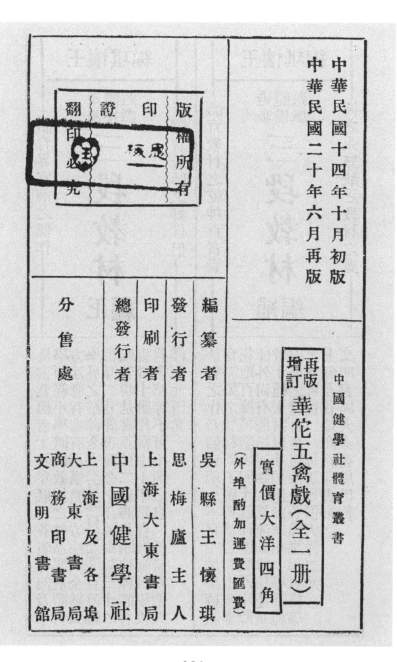

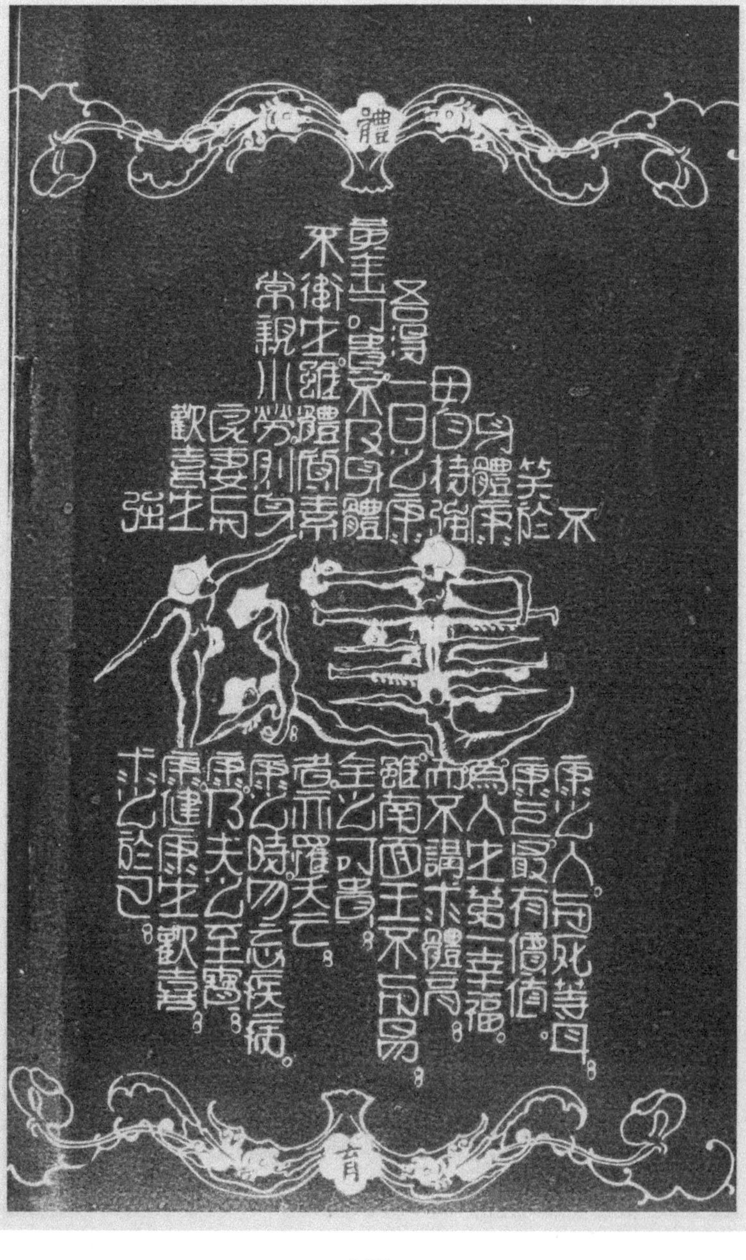
體
不
笑於
身體康
毋自持強
吾滑一日之康
黃金可貴。不及身體
不衛生。雖體質素
常親小勞則身
良妻氣
歡喜生
強
健
康之人。與死等耳。
康乃最有價值。
為人生第一幸福。
而不講求體育。
雖南面王不與易。
全之可貴。
者亦獲天亡。
康之時勿忘疾病。
康乃夫之至寶。
康健康生歡喜。
求之於己。
育

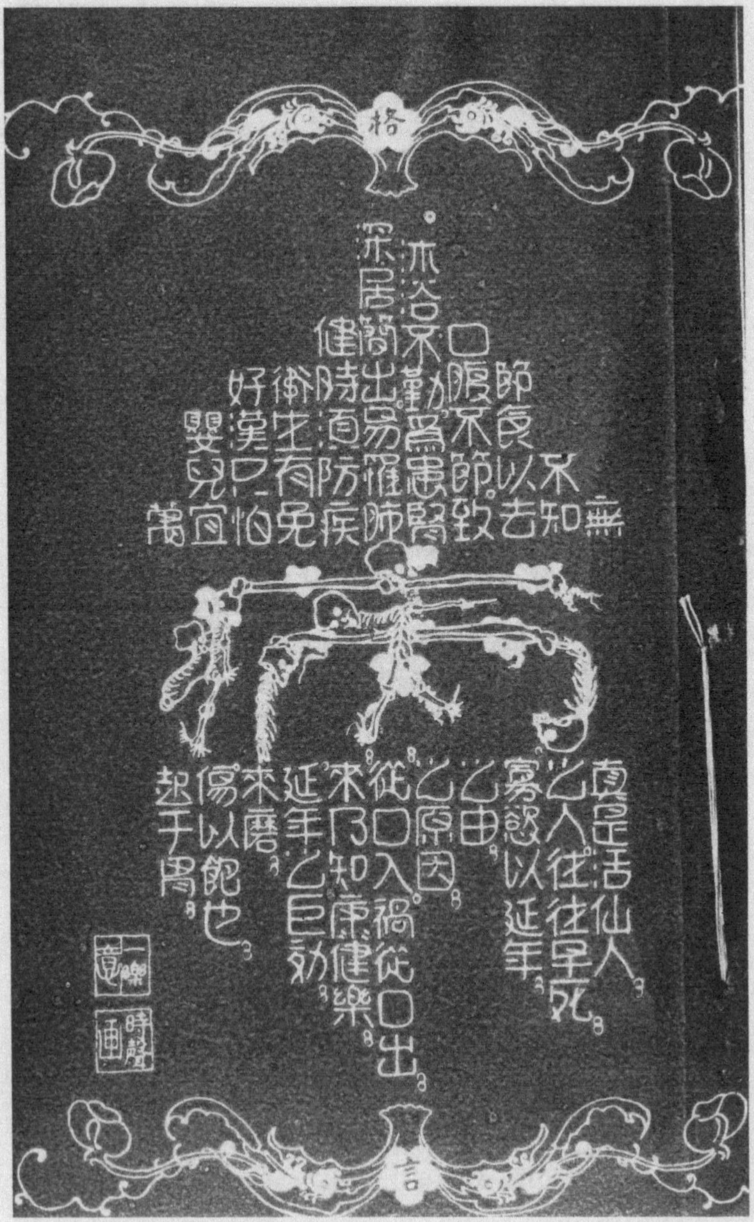
格
無
不知
節食以去
口腹不節致
沐浴不勤爲患醫
深居簡出易羅師
健時酒防疾
衛生有免
好漢只怕
嬰兒宜
嘗
真是活仙人。
之人往往早死。
寡慾以延年。
之由。
之原因。
從口入，禍從口出。
來乃知康健樂。
延年之巨劾。
來磨。
傷以飽也。
起于胃。
言

王懷琪編

體育界空前之傑作

走步 體操 遊戲

三段教材 正編

體育教師之好伴侶

是書爲編者十餘年歷任各省專門及中學師範小學體操教授之結晶關於體育方法應有盡有稱堪體育方法大全猶文學界之辭源全書六百餘頁插圖八百餘幅書厚二寸許布面金字洋裝銅圖三十餘幅若購是書正補二編勝比購他種體育書數十册凡當中小學體育教師及學校圖書館等不可不備之書　每册實價大洋三元五角

王懷琪編

體育教材之乾坤百寶囊

走步 體操 遊戲

三段教材 補編

備之永無缺乏之教材之庫

是書之作乃補正編之不足關於學校體育需要之教材罔不廣搜博載除走步穿花跑百餘種體操四十餘種遊戲八十餘種外尚有擺楨運動木馬運動攀槓運動數十種末附以球類運動處州中學師範兩部之體育實施法及各種應用表格等尤爲可貴　每册實價大洋二元

上海及各地商務印書館文明書局大東書局出售

十二段錦

潘霨　編

咸豐八年版

十二羽儀

十二段錦序

原夫人之生死病之輕重必先視元氣之存亡所謂元氣者何五臟之真精即元氣之分體也而究其本原道經所謂丹田難經所謂命門内經所謂七節之旁有小心陰陽開闔存乎此呼吸出入係乎此無火而能令百體皆温無水而能令五臟皆潤此中一綫未絶則生氣一綫未亡胥賴乎此人之臟腑經絡血氣肌肉一有不慎外邪干之則病古之人以鍼灸爲本繼之以砭石導引按摩酒醴等法所以利關節和血氣使速去邪邪去而正自復正復而病自愈平日尤重存想乎丹田欲使本身自有之水火得以相濟則神望氣足邪不敢侵與其待疾痛臨身呻吟求治莫若常習片刻之功以防後來之苦雖壽命各有定數而體氣常獲康强於平時矣

茲編取豐城徐鳴峰本參之醫經各集而畧爲增删凡於五官四體各有所宜按摩導引者列之於分行外功內任人擇取行之仍取前人所定合行十二段法載於歌訣俾得照依次序遍及周身此皆盡人可行隨時可作功簡而賅效神而速不須侈談高遠而卻病延年實皆信而有徵即老子赤松子鍾離子所載節目亦不外此誠能日行一二次無不身輕體健百病皆除從此翔洽太和共登壽域不甚善乎爰泚筆而爲之記

咸豐八年孟冬古吳潘霨偉如甫書於長蘆鹺署

十二段錦總訣

閉目冥心坐　握固靜思神　叩齒三十六
兩手抱崑崙　左右鳴天鼓　二十四度聞
微擺撼天柱　赤龍攪水津　鼓漱三十六
神水滿口勻　一口分三嚥　龍行虎自奔
閉氣搓手熱　背摩後精門　盡此一口氣
想火燒臍輪　左右轆轤轉　兩脚放舒伸
叉手雙虛托　低頭攀足頻　以候神水至
再漱再吞津　如此三度畢　神水九次吞
嚥下汩汩響　百脉自調勻　河車搬運畢
想發火燒身　舊名八段錦　子後午前行
勤行無間斷　萬病化爲塵

以上係通身合總行之要依次序不可缺不可亂

先要記熟此歌再詳看後圖及各圖詳註各訣自無差錯十二圖附後

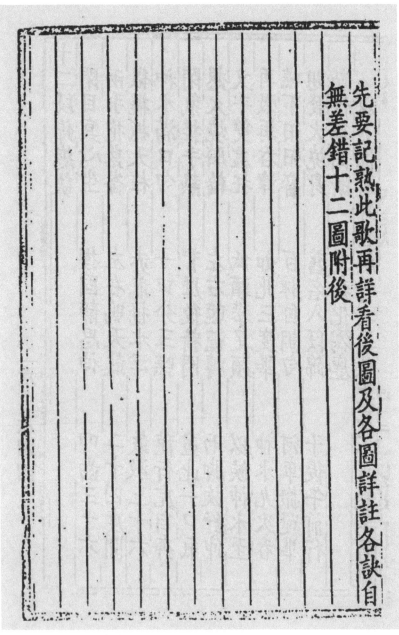

十二段錦第一圖

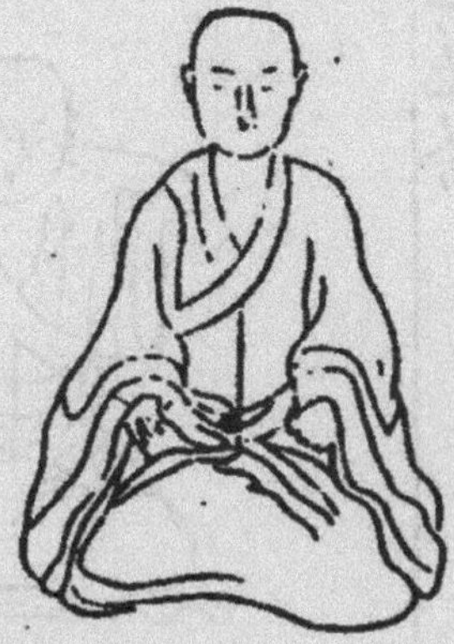

閉目冥心坐握固靜思神

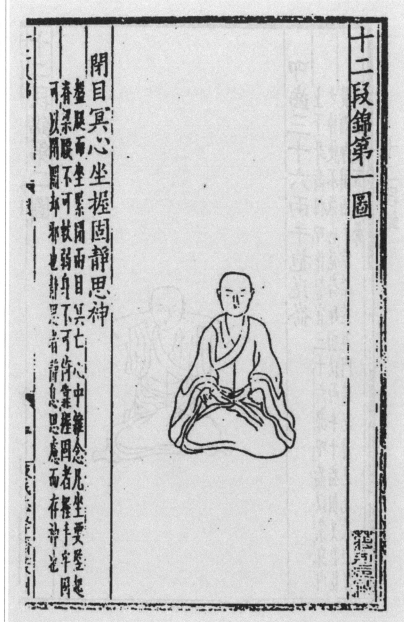

盤腿而坐緊閉兩目冥亡心中雜念凡坐要竪起脊梁腰不可軟弱身不可倚靠握固者握手牢固可以閉關却邪也靜思者靜息思慮而存神也

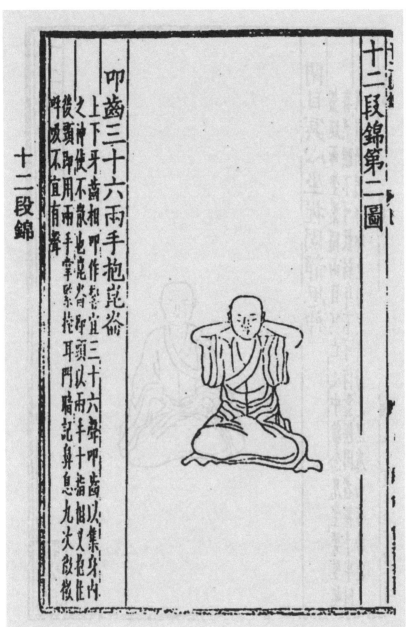

十二段錦第二圖

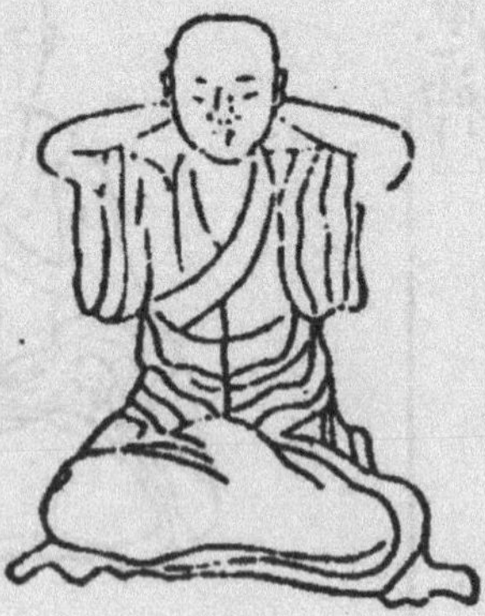

叩齒三十六兩手抱崑崙

上下牙齒相叩作響宜三十六聲叩齒以集身內之神使不散也崑崙即頭以兩手十指相叉抱住後頭即用兩手掌緊掩耳門暗記鼻息九次微微呼吸不宜有聲

十二段錦第三圖

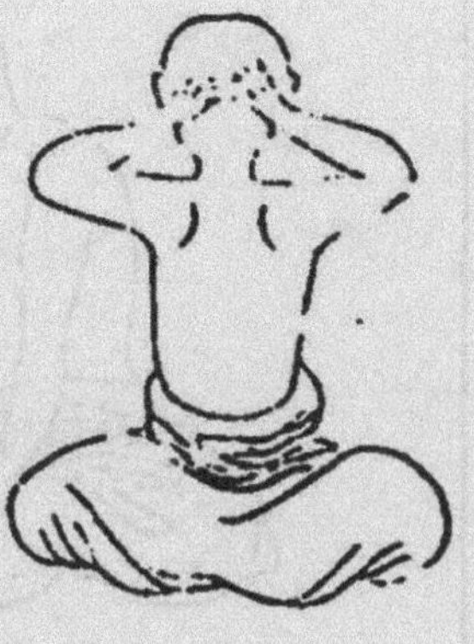

左右鳴天鼓二十四度圖

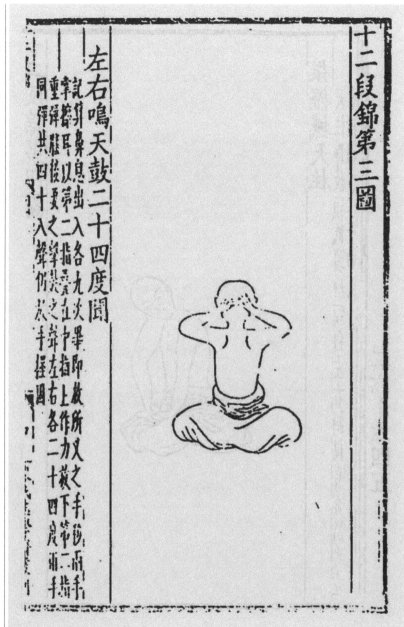

記算鼻息出入各九次畢即放所叉之手移兩手掌按耳以第二指叠在中指上作力放下第二指重彈腦後要如擊鼓之聲左右各二十四度兩手同彈共四十八聲仍放手握固

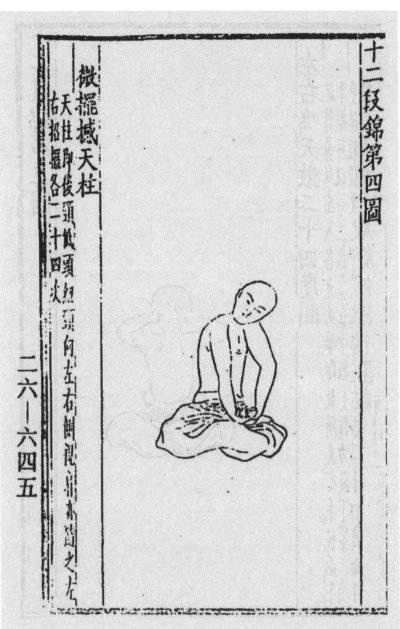

十二段錦第四圖

微擺撼天柱

天柱即後頸低頭扭頸向左右側視肩亦隨之左右招擺各二十四次

二六一一六四五

十二段錦第五圖

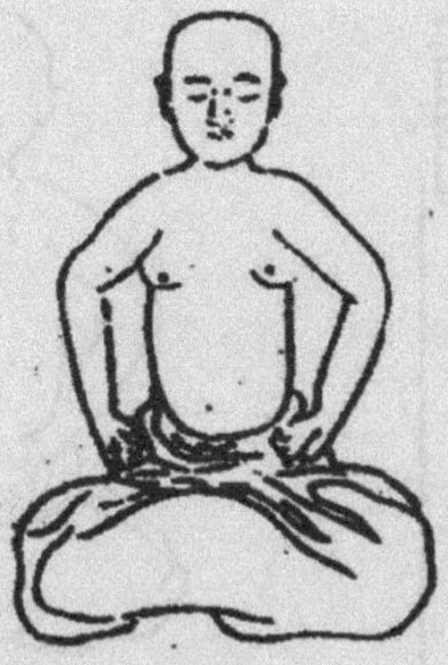

赤龍攪水津鼓漱三十六神水滿口勻一口分三嚥

龍行虎自奔

赤龍即舌以舌頂上腭又攪滿口內上下兩旁使水津自生鼓漱於口中三十六次神水即津液分作三次要汩汩有聲吞下心暗想目暗看所吞津液直送至臍下丹田龍即津虎即氣津下去氣自隨之

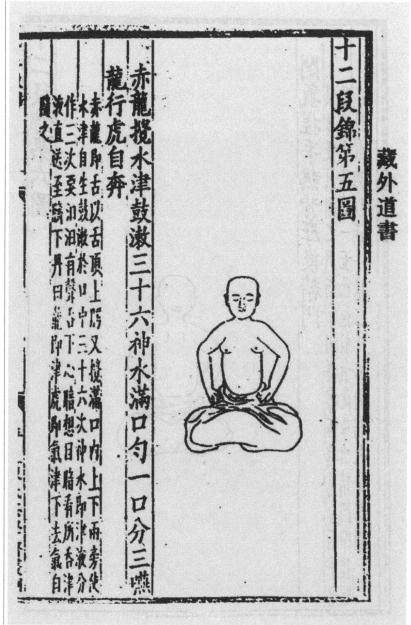

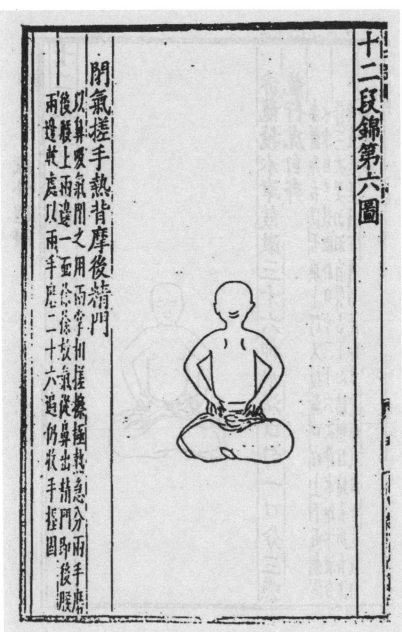

十二段錦第六圖

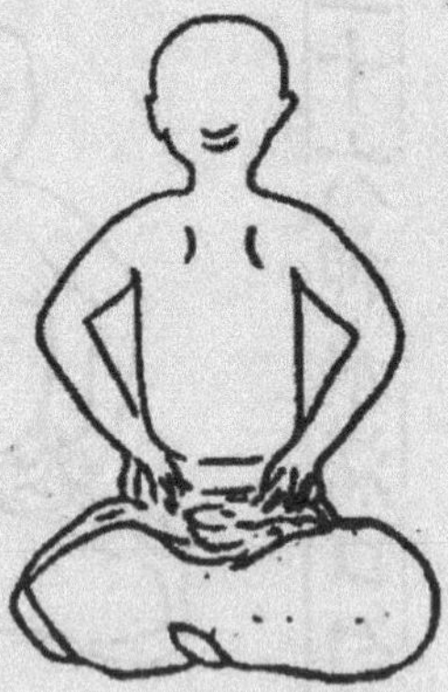

閉氣搓手熱背摩後精門

以鼻吸氣閉之用兩掌相搓擦極熱急分兩手磨後腰上兩邊一面徐徐放氣從鼻出精門即後腰兩邊軟處以兩手磨二十六遍仍收手握固

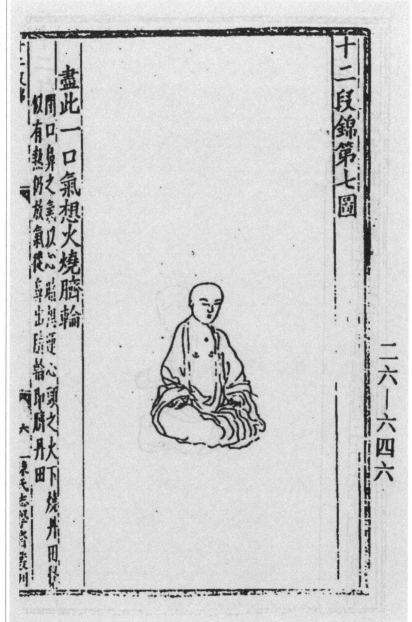

十二段錦第七圖

盡此一口氣想火燒臍輪

閉口鼻之氣以心暗想運心頭之火下燒丹田覺似有熱仍放氣從鼻出臍輪即臍丹田

十二段錦 大一 東氏志學堂藏刊

二六一六四六

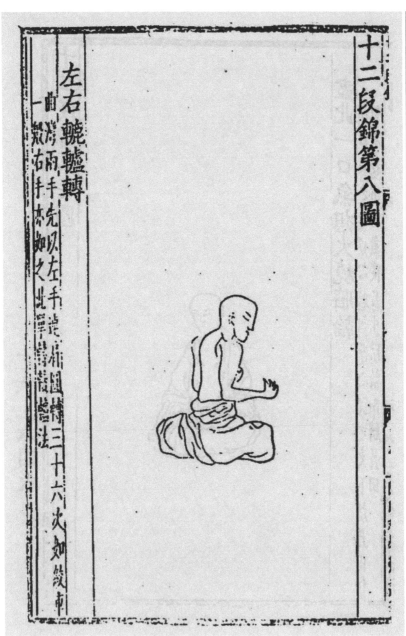

十二段錦第八圖

左右轆轤轉

曲灣兩手先以左手連肩圓轉三十六次如絞車一般右手亦如之此單轉轆轤法

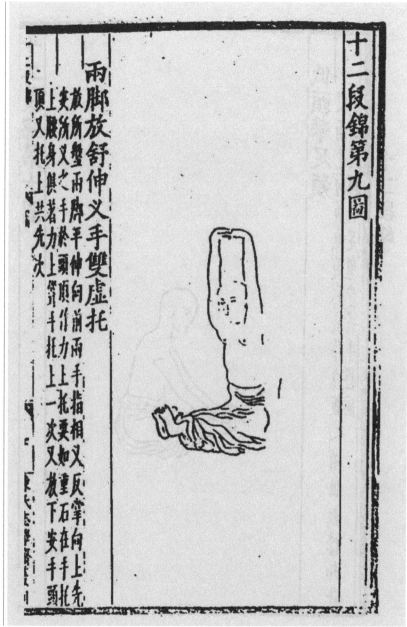

十二段錦第九圖

兩脚放舒伸叉手雙虛托

放所盤兩脚平伸向前兩手指相叉反掌向上先安所叉之手於頭頂作力上托要如重石在手托上腰身俱著力上聳手托上一次又放下安手頭頂又托上共九次

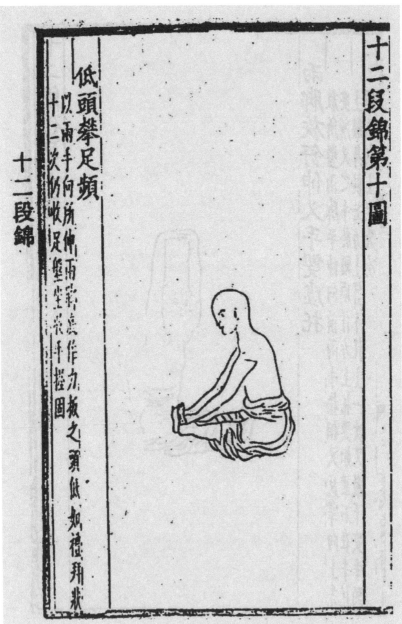

十二段錦第十圖

低頭攀足頻

以兩手向前伸兩脚底作力扳之頭低如禮拜狀

十二次仍收足盤坐兩手握固

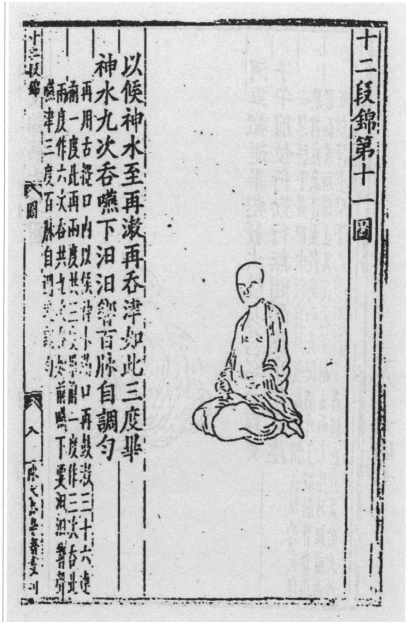

十二段錦第十一圖

以候神水至再漱再吞津如此三度畢
神水九次吞嚥下汩汩響百脉自調勻

再用舌攪口內以候津生滿口再鼓漱三十六遍
前一度此再兩度共三次畢前一度作三次吞共
兩度作六次吞共九次吞嚥下要汩汩響聲
然津三度百脉自調勻

十二段錦 圖

十二段錦第十二圖

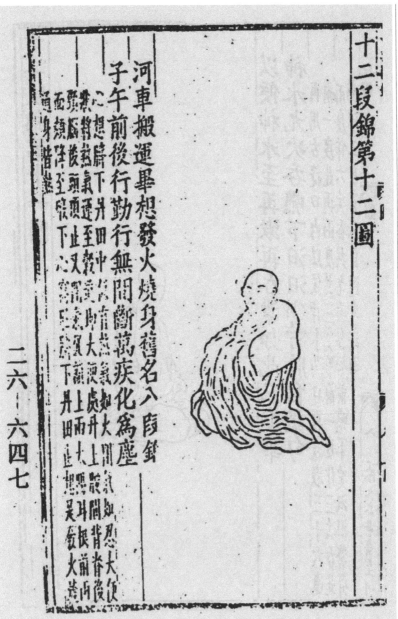

河車搬運畢，想發火燒身，舊名入段錦。
子午前後行，勤行無間斷，萬疾化爲塵。

心想臍下丹田中，似有熱氣如火，閉氣如忍大便，將熱氣運至穀道，即大便處，升上腰間背脊後頸腦後頭頂止；又閉氣從額上兩太陽耳根前兩面頰降至喉下心窩肚臍下丹田止。想是發火燒通身皆熱。

二六一一六四七

坿行外功訣

心功

一凡行功時先必冥心息思慮絕情欲以固守神氣

身功

一盤足坐時宜以一足跟抵住腎囊根下令精氣無漏

一垂足平坐膝不可低腎子不可著在所坐處（凡言平坐高坐皆坐於床榻上）

一凡行功畢起身宜緩緩舒放手足不可急起

一凡坐宜平直其身竪起脊梁不可東倚西靠

首功

一兩手掩耳即以第二指壓中指上用第二指彈腦後兩骨作響聲謂之鳴天鼓（却風池邪氣）

一兩手扭項左右反顧，肩膊隨轉二十四次。除脾胃積邪

一兩手相叉抱項後，面仰視，使手與項爭力。去肩痛目昏　爭力者手著向前，頭即著力向後

面功

一用兩手相摩使熱，隨向面上高低處揩之，皆要周到。再以口中津唾於掌中擦熱，揩面多次。凡用兩手摩熱時宜閉口鼻氣摩之，能令皺斑不生，顏色光澤

耳功

一耳宜按抑左右多數，謂以兩手按兩耳輪一上一下摩擦之。所謂營治城郭，使人聽徹

一平坐，伸一足，屈一足，橫伸兩手，直豎兩掌，向前若推門狀，扭頭項左右各顧七次。除耳鳴

目功

一每睡醒且勿開目用兩大指背相合擦熱揩目十四次仍閉住暗輪轉眼珠左右七次緊閉少時忽大睜開能保鍊神光永無目疾一用大指背向掌之蒸熱揩可

一用大指背曲骨重按兩眉旁小穴三九二十七遍又以手摩兩目顴上及旋轉耳行三十遍又以手逆乘額從兩眉間始以入腦後髮際中二十七遍仍須嚥液無數治耳目能清明

一用手按目之近鼻兩眦觧畀閉氣按之氣通即止常行之能洞觀

一跪坐以兩手據地回頭用力視後面五次謂之虎視除胸膈思邪亦去腎邪魔一作脾

口功

一凡行功時必須閉口

一口中焦乾口苦舌澁嚥下無津或呑唾喉痛不能進食乃熱也宜大張口呵氣十數次每夭鼓九次以舌攪口內嚥津復呵復嚥候口中清水生即熱退臟涼又或口中津液冷淡無味心中汪汪乃冷也宜吹氣温之候口有味即冷退臟煖

一每早口中微微呵出濁氣隨以鼻吸清氣嚥之

一凡睡時宜閉口使真元不出邪氣不入

舌功

一舌抵上腭津液自生再攪滿口鼓漱三十六次作三口呑之要汨汨有聲在喉謂之赤龍灌溉五臟可常行之

齒功

一叩齒三十六遍以集心神

一凡小便時閉口緊咬牙齒除齒痛

鼻功

一兩手大指背擦熱揩鼻三十六次能潤肺

一視鼻端默數出入息

一每晚覆身臥暫去枕從膝灣反豎兩足向上以鼻吸納清氣四次又以鼻出氣四次氣出極力後令微氣再入鼻中收納能除身熱背痛

手功

一兩手相义虛空托天按頂二十四次除胸膈邪

一兩手一直伸向前一曲迴向後如挽五石弓狀除臂腋邪

一兩手相捉為拳搥臂膊及腰腿又反手搥背上各三十六次去四肢胸臆邪

一兩手握固曲肘向後頓掣七次頭隨手向左右扭

治身上火丹亮瘡

一兩手作拳用力左右虛築七次除心腹風邪

足功

一正坐伸足低頭如禮拜狀以兩手用力攀足心十二次去心包絡邪

一高坐垂足將兩足跟相對扭向外復將兩足尖相對扭向内各二十四遍除兩麻風氣

一盤坐以一手捉脚指以一手揩脚心湧泉穴濕氣皆健此至熱止後以脚指畧動轉數次除濕熱健步

一兩手向後據牀跪坐一足將一足用力伸縮各七次左右交換治臀膝腰

一徐行手握固左足前踏左手擺向前右手擺向後右足前踏手右前左後除兩脇邪

肩功

一兩肩連手左右輪轉爲轉轆轤各二十四次先右轉後

右轉曰單轆轤左右同轉曰雙轆轤

一調息神思以左手擦臍十四遍右手亦然復以兩手如數擦脇連肩擺搖七次嚥氣納於丹田握固兩手復屈足側卧能免夢遺

背功

一兩手據牀縮身曲背拱脊向上十三舉除心肝邪

腹功

一兩手摩腹移行百步除食滯

一閉息存想丹田火自下而上遍燒其體

腰功

一兩手握固拄兩脇肋擺搖兩肩二十四次除腰肋疾

祛風

一兩手擦熱以鼻吸清氣徐徐從鼻放出用兩熱手擦精門（即背下腰軟處）

腎功

一用手兜裹外腎兩子一手擦下丹田左右換手各八十一遍訣云一擦一兜左右換手九九之數其陽不走

一臨睡時坐於牀垂足解衣閉息舌抵上腭目視頂門提縮穀道如忍大便狀兩手摩擦兩腎腧穴各一百二十次（能生精固陽除腰痛稀小便）

以上分列各條隨人何處有患即擇何條行之或預防無患之先者亦隨人擇取焉大抵世人以經營職業者既不暇行倘恃壯盛者又不肯行直至

體氣衰備終不及行爲可惜也

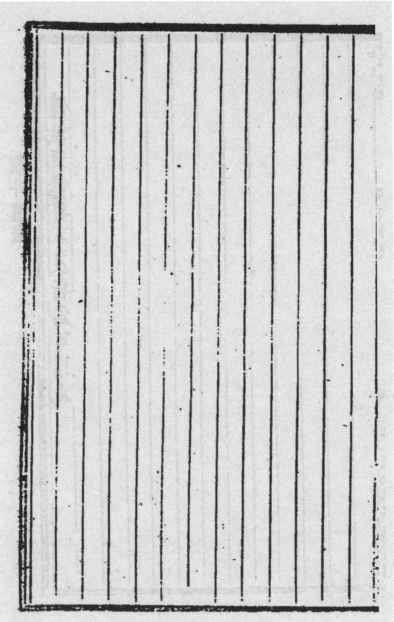

內功正面圖

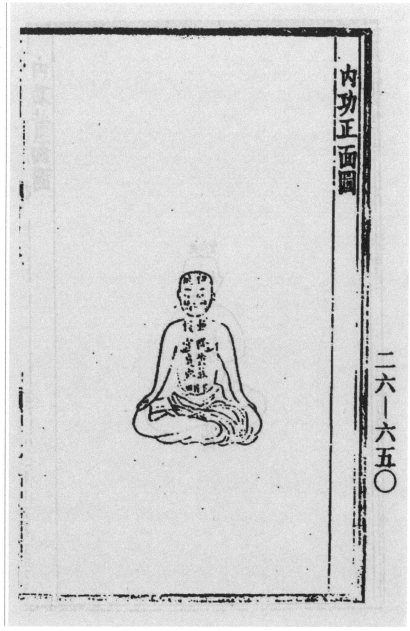

二六一—六五〇

內功背面圖

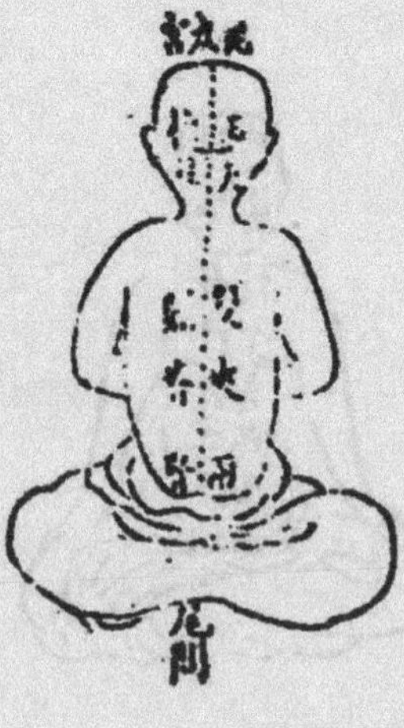

前列按摩導引之既行之於外矣血脉俱已流暢肢體無不堅强再能調和氣息運而使之降於氣海升於泥丸則氣和而神靜水火有既濟之功方是全修真養其他玄門服氣之術非有真傳口授反無益而有損今擇其無損有益之調息及黄河逆流二訣隨時隨地可行以助內功附錄於右

此爲分行外功者指出內功知所選擇其實已備十二段中每日於暇時不必拘定子午擇一片刻之閒使心靜神閒盤足坐定寬解衣帶平直其身兩手握固閉目合口精專一念兩目內視叩齒三十六聲以舌抵上腭待津生時鼓漱滿口汩汩嚥下以目內視直送至臍下一寸二分丹田之中

再以心想目視丹田之中彷彿如有熱氣輕輕如忍大

便之狀將熱氣運至尾閭從尾閭升至腎關從夾脊雙關升至天柱從玉枕升泥丸少停即以舌抵上腭復從神庭降下鵲橋重樓降宮臍輪氣穴丹田

按古仙有言曰夾脊雙關透頂門修行徑路此爲尊以其上通天谷下達尾閭要識得此爲心腎來往之路水火既濟之鄉欲通此竅先要存想山根則呼吸之氣暫次由泥丸通夾脊透混元而直達於命門蓋謂常人呼吸皆從咽喉而下至中脘而回若至人呼吸由明堂而上至夾脊而流於命門此與前說稍異然嚥津爲自己之氣從中而出故存想從尾閭升至泥丸而古仙則吸天地之氣由山根而泥丸直達命門也

凡五臟受病之因辨病之候免病之訣分類摘錄俾於未病之先知所儆懼方病之際知所治療而脾胃爲養

生之本當於飲食間加慎焉

心臟（形如未開蓮花中有七孔三毛位居背脊第五椎各臟皆有系於心）屬火旺於夏四五月色主赤苦味入心外通竅於舌出汁液爲汗在七情主憂樂在身主血與脉所藏者神所惡者熱面赤色者心熱也好食苦者心不足也怔忡善忘者心虛也心有病舌焦苦喉不知五味無故煩躁口生瘡作臭手心足心熱

肝臟（形如懸匏有七葉左三右四位居背脊第九椎乃背中間脊骨第九節也）屬木旺於春正二月色主青酸味入肝外通竅於目出汁液爲淚在七情主怒在身主筋與爪所統者血所藏者魂所惡風肝有病眼生蒙翳兩眼角赤痒流冷淚眼下青轉筋昏睡善恐如人將捕之面色青者肝盛也好食酸者肝不足也多怯者肝虛也多怒者

肝實也

脾臟（形如鐮刀附於胃運動磨消胃內之水穀）屬土旺於四季月色主黃甘味入脾外通竅於口出汁液爲涎在七情主思慮在身主肌肉所藏者志所惡者濕面色黃者脾弱也好食甜者脾不足也脾有病口淡不思食多涎肌肉消瘦

肺臟（形如懸磬六葉兩耳共八葉上有氣管通至喉間位居極上附背脊第三椎爲五臟華蓋）屬金旺於秋七八月色主白辛味入肺外通竅於鼻出汁液爲涕在七情主憂在身主皮毛所統者氣所藏者魄所惡者寒面色淡白無血色者肺枯也右頰赤者肺熱也氣短者肺虛也背心畏寒者肺有邪也肺有病咳嗽氣逆鼻塞不知香臭多流清涕皮膚躁癢

二六一六五二

腎臟形如刀豆有兩枚一左一右中為命門男子藏精女子繫胞位居下脊第十四椎對臍附腰

屬水旺於冬十十一月色主黑鹹味入腎外通竅於耳出汁液為津唾在七情主慾在身主骨與齒所藏者精所惡者燥面色黑悴者腎竭也齒動而痛者腎炎也耳閉耳鳴者腎虛也目睛內瞳子昏者腎虧也陽事痿而不舉者腎弱也腎有病腰中痛膝冷脚痛或痺蹲起發昏體重骨酸臍下動風牽痛腰低屈難伸

坿神仙起居歌訣

行住坐卧處手摩脇與肚心腹痛快時兩手腹下踞踞之徹膀腰背拳摩腎部纔覺力倦來即使家人助行之不厭頻晝夜無窮數歲久積功成漸入神仙路

坿易筋經十二圖

第一圖

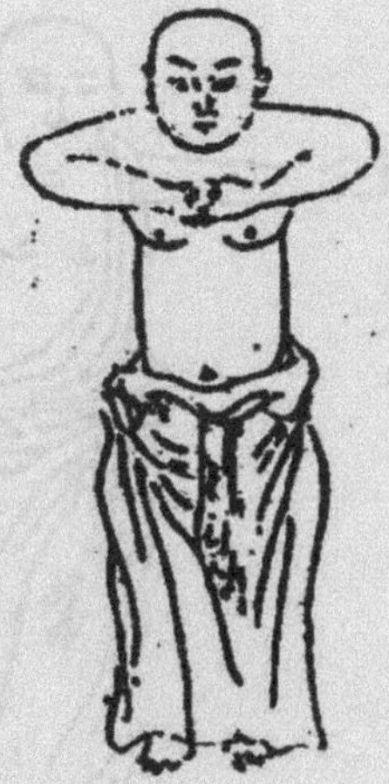

韋馱獻杵

立身期正直　環拱手當胸

氣定神皆斂　心澄貌亦恭

二六一—六五二

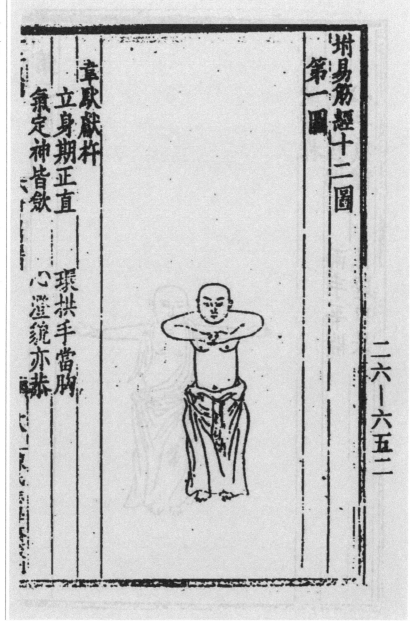

第二圖

韋馱獻杵

足指挂地　兩手平開

心平氣靜　目瞪口呆

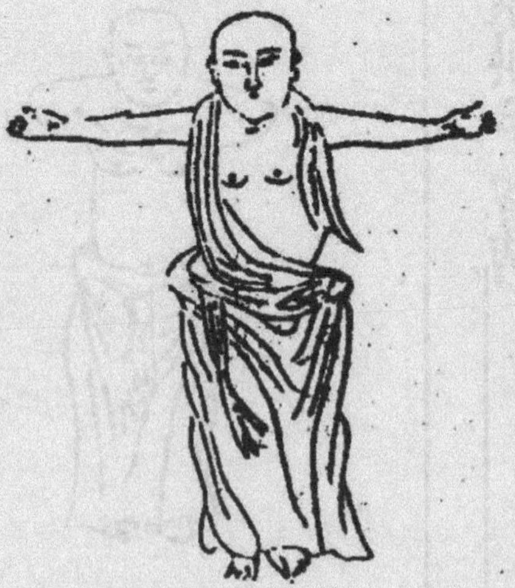

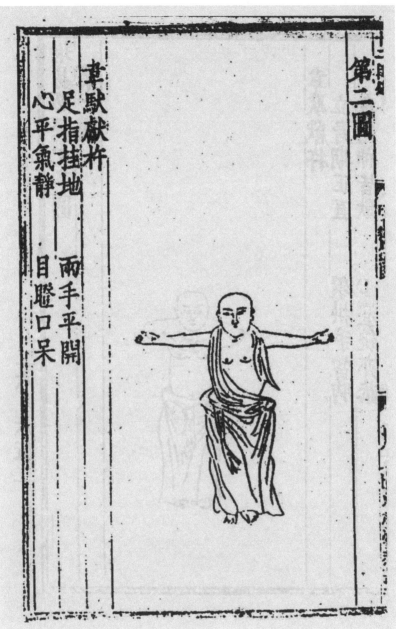

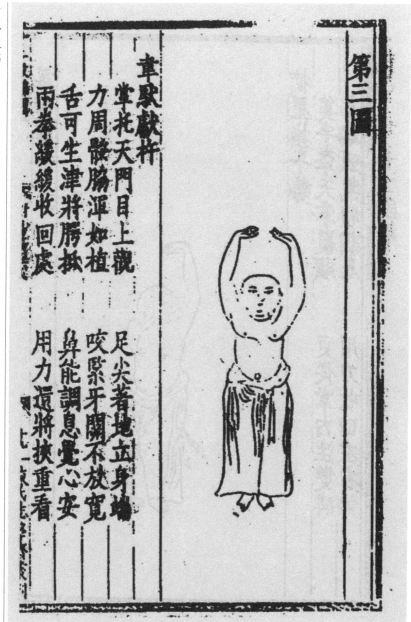

第三圖

韋馱獻杵

掌托天門目上觀　足尖著地立身端
力周骸脇渾如植　咬緊牙關不放寬
舌可生津將腭抵　鼻能調息覺心安
兩拳緩緩收回處　用力還將挾重看

第四圖

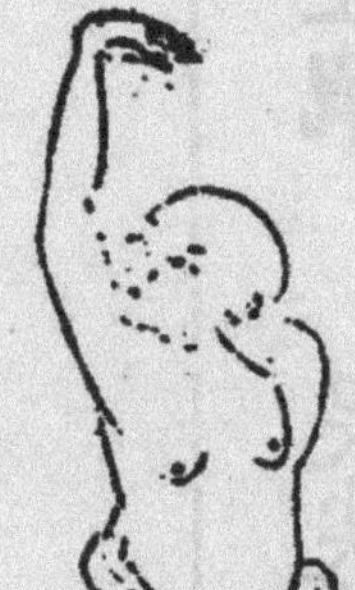

摘星換斗勢

隻手擎天掌覆頭　更從掌內注雙眸

鼻端吸氣頻調息　用力收回左右侔

十二段錦

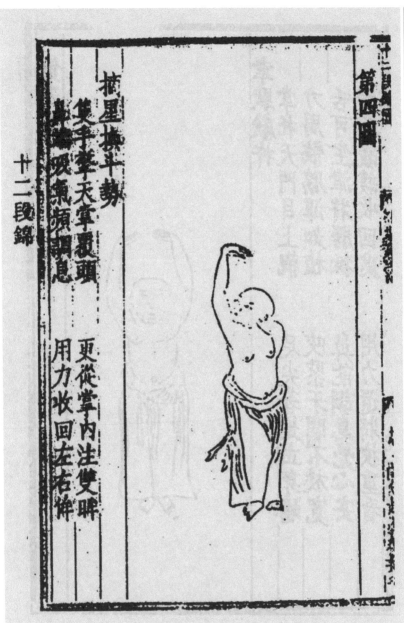

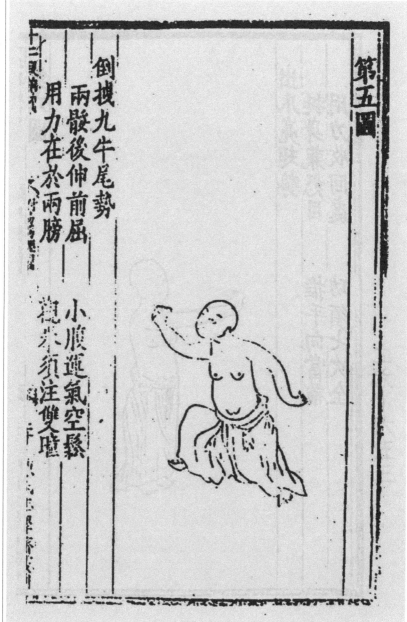

第五圖

倒拽九牛尾勢

兩髖後伸前屈　小腹運氣空鬆

用力在於兩膀　觀拳須注雙瞳

第六圖

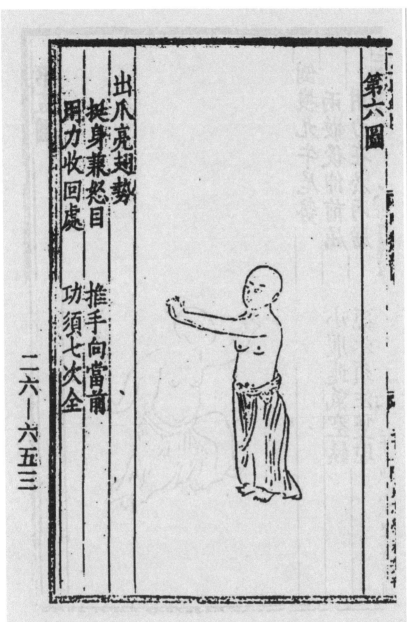

出爪亮翅勢

挺身兼怒目　推手向當前

用力收回處　功須七次全

二六一六五三

第七圖

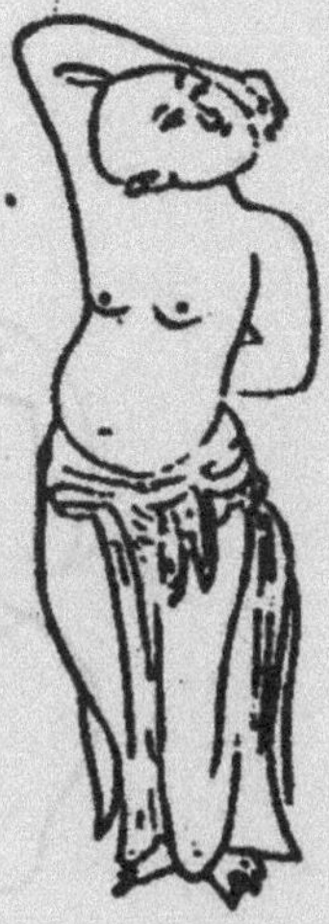

九鬼拔馬刀勢

側首彎肱　抱頂及頸　自頭收回

弗嫌力猛　左右相輪　身直氣靜

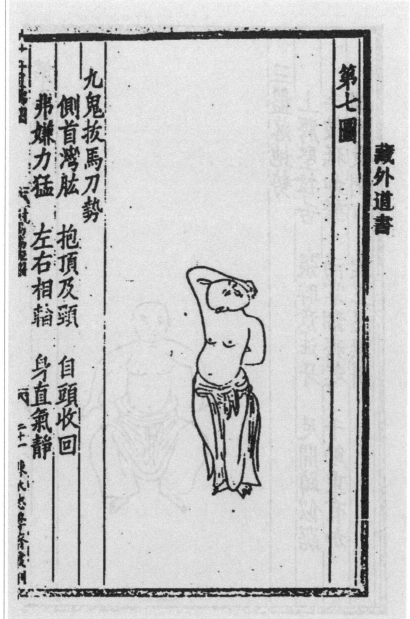

第八圖

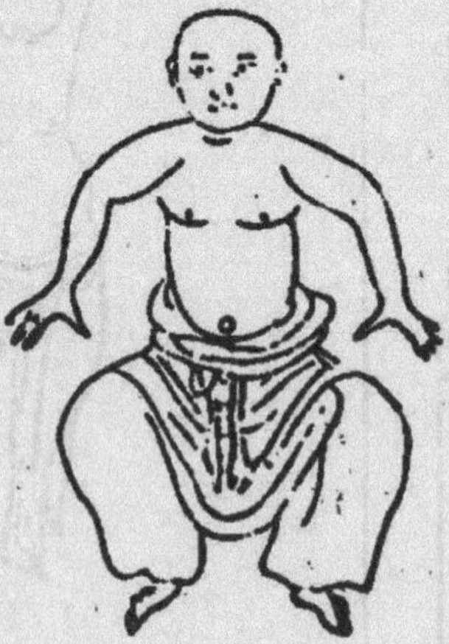

三盤落地勢

上腭堅撑舌　張眸意注牙　足開蹲似踞

手按猛如拏　兩掌翻齊起　千觔重有加

瞪睛兼閉口　起立足無斜

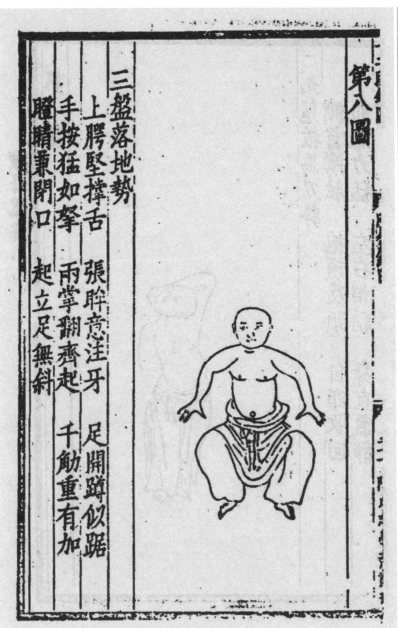

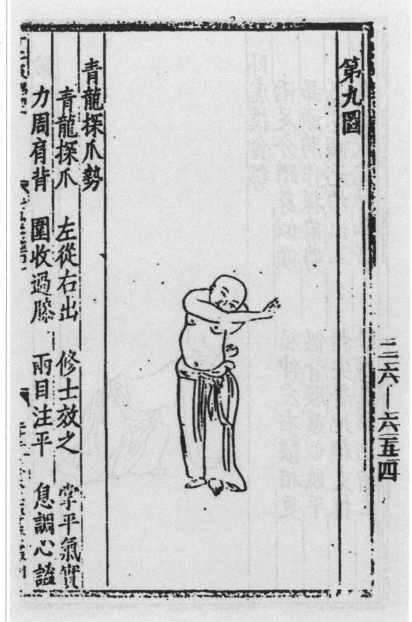

第九圖

青龍探爪勢

青龍探爪　左從右出　修士效之　掌平氣實

力周肩背　圍收過膝　兩目注平　息調心謐

第十圖

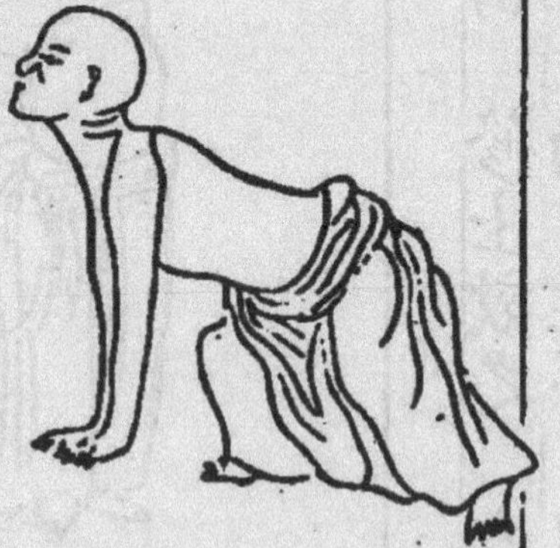

卧虎撲食勢

兩足分蹲身似傾　屈伸左右骹相更
昂頭胸作探前勢　偃背腰還似砥平
鼻息調元均出入　指尖著地賴支撑
降龍伏虎神仙事　學得真形也衛生

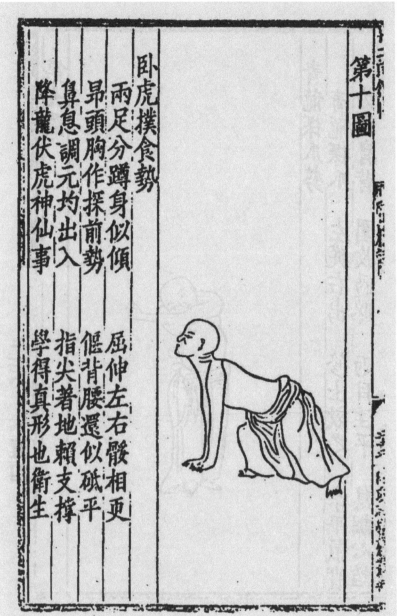

第十一圖

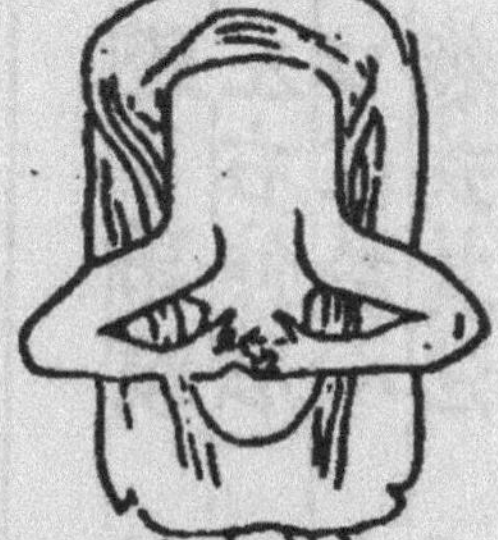

打躬勢

兩手齊持腦　垂腰至膝間．頭惟探胯下

口更齧牙關　掩耳聰教塞　調元氣自閑

舌尖還抵腭　力在肘雙彎

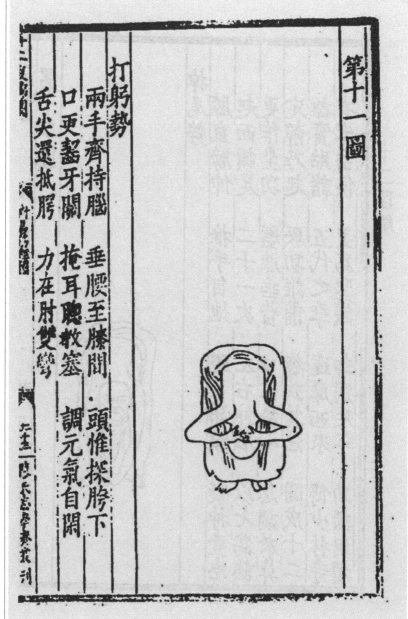

第十二圖

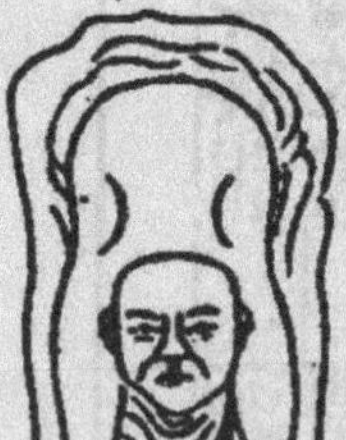

掉尾勢

膝直膀伸　推手自地　瞪目昂頭　凝神壹志
起而頓足　二十一次　左右伸肱　以七爲誌
更作坐功　盤膝垂背　口注於心　息調於鼻
定靜乃起　厥功維備　總攷其法　圖成十二
誰實貽諸　五代之季　達摩西來　傳少林寺
有宋岳侯　更爲鑒識　卻病延年　功無與類

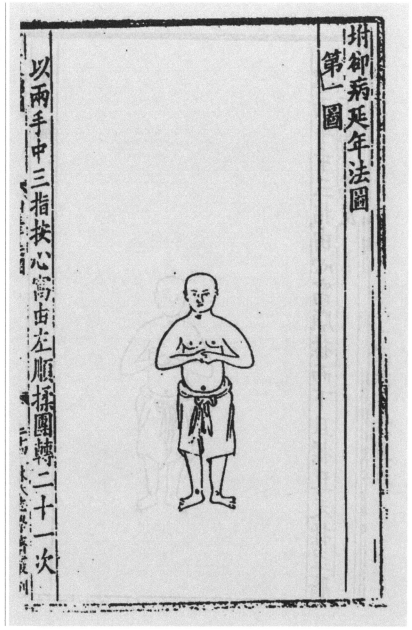

坿卻病延年法圖

第一圖

以兩手中三指按心窩由左順揉團轉二十一次

第二圖

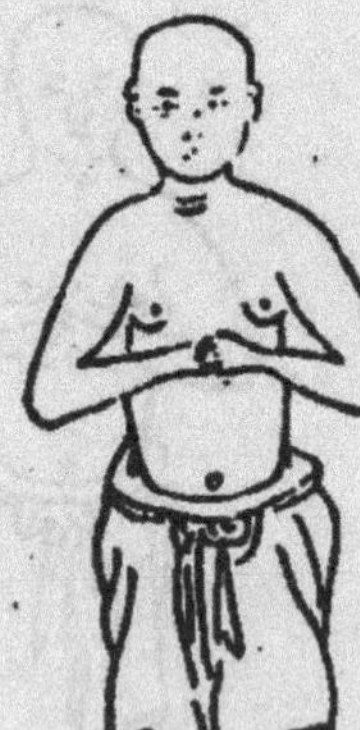

以兩手中三指由心窩順揉而下且揉且走揉至臍下高骨為度

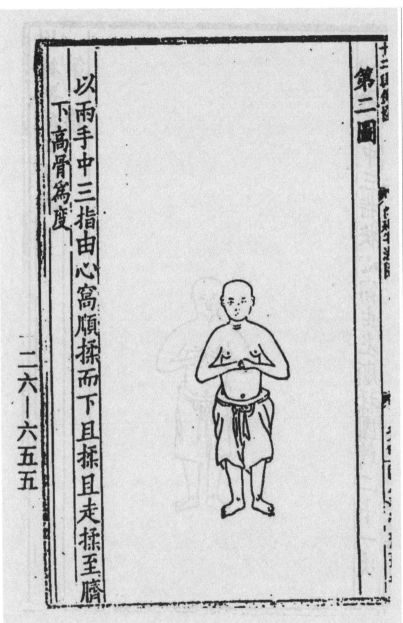

第三圖

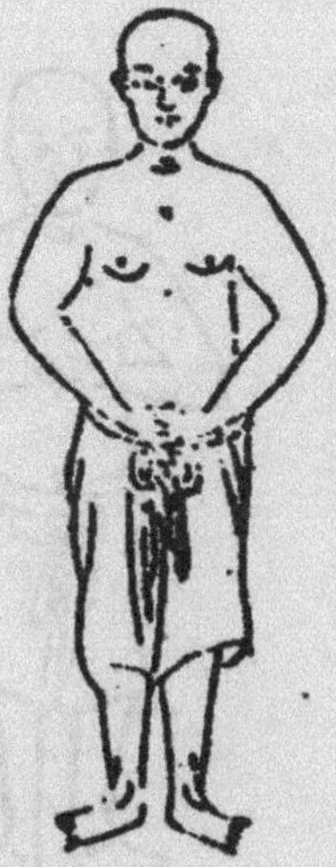

以兩手中三指由高骨處向兩邊分揉而上且揉且走揉至心窩兩手交捷捷爲度

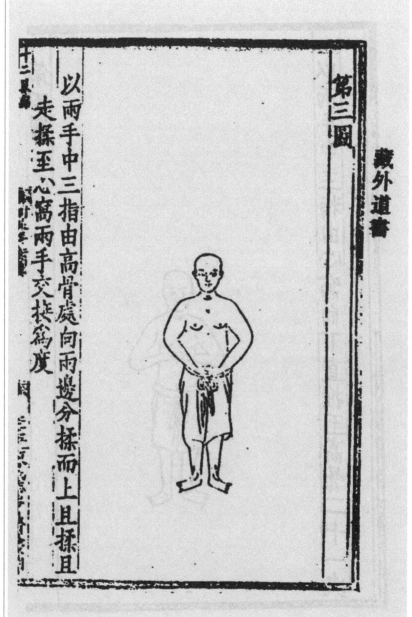

第四圖

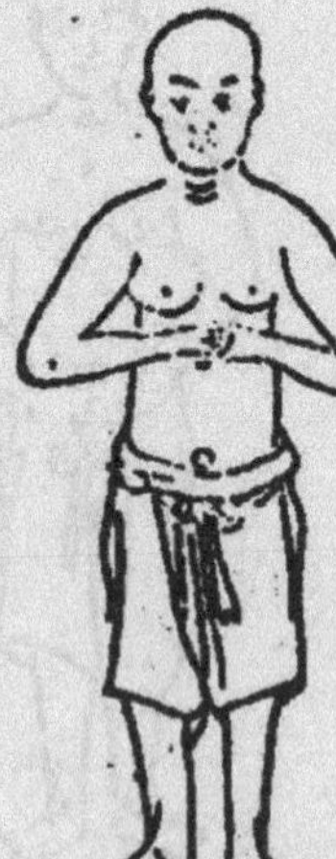

以兩手中三指由心窩向下直推至高骨二十一次

第五圖

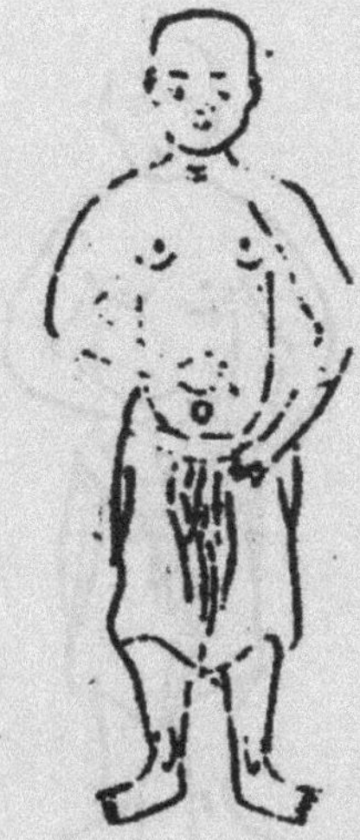

以右手由左繞摩臍腹二十一次

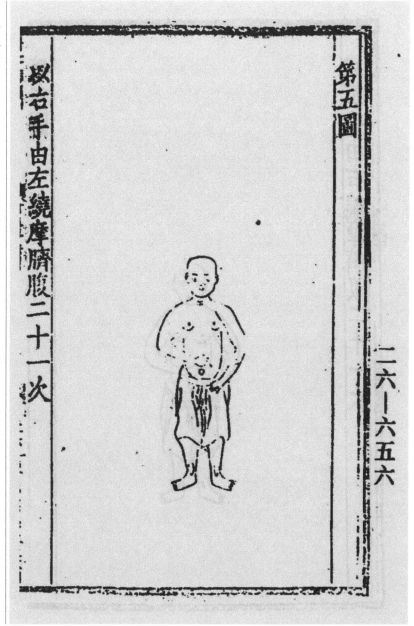

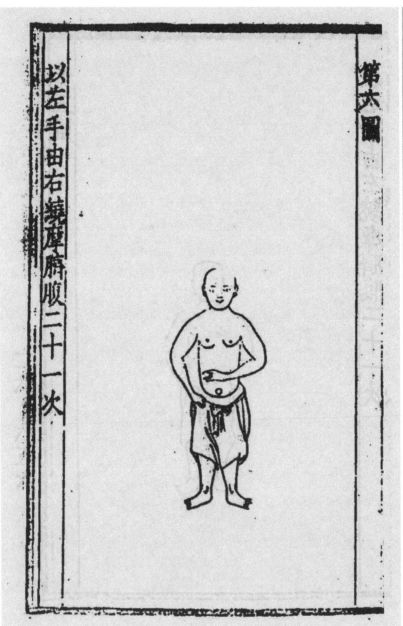

第六圖

以左手由右繞摩臍腹二十一次

第七圖

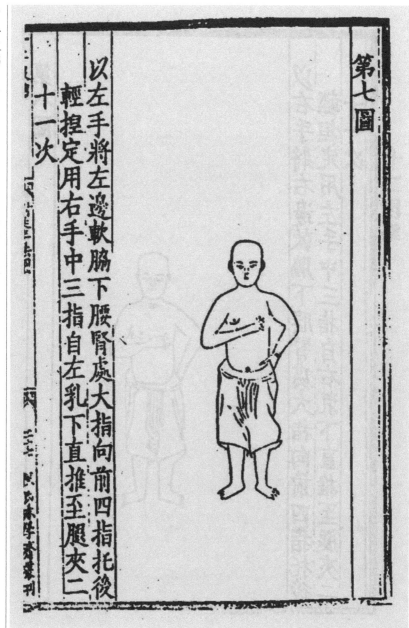

以左手將左邊軟脇下腰腎處大指向前四指托後輕捏定用右手中三指自左乳下直推至腿夾二十一次

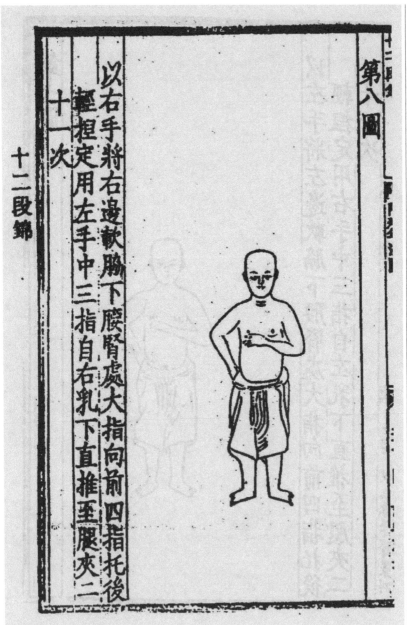

第八圖

以右手將右邊軟脇下腰腎處大指向前四指托後輕捏定用左手中三指自右乳下直推至腿夾二十一次

第九圖

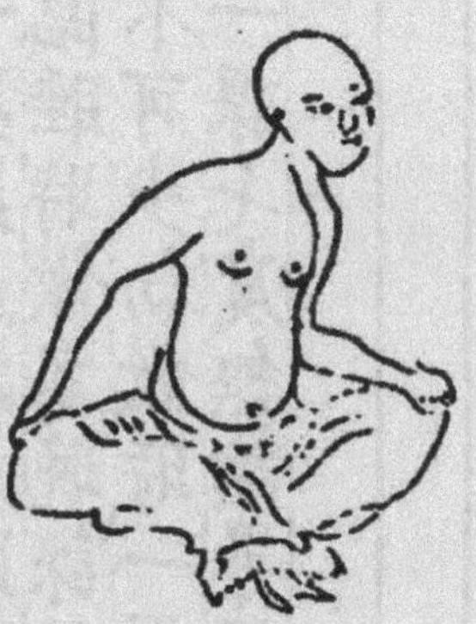

揉摩畢遂跌坐以兩手大指押子紋四指拳屈分按兩膝上兩足十指亦稍鈎曲將胸自左轉前由右歸後搖轉二十一次畢又照前自右搖轉二十一次

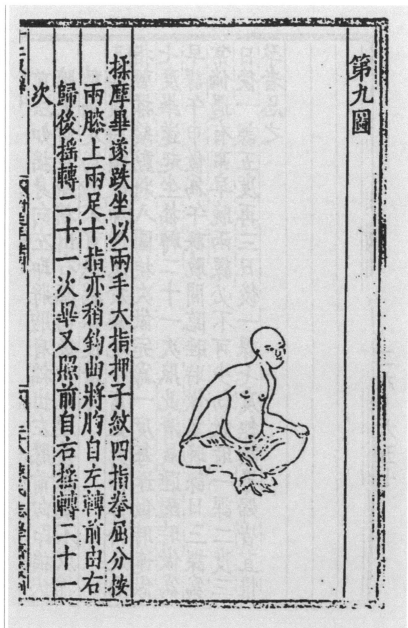

前法如搖身向左即將胸肩搖出左膝前向即搖伏膝上向右即搖出右膝向後即引腰後撤總不以搖轉滿足爲妙不可急搖休使著力

凡揉腹時須凝神淨慮於矮枕平席正身仰卧齊足屈指輕揉緩動將八圖挨次做完爲一度每逢做時連做七度畢遂起坐搖轉二十一次照此清晨睡醒時做爲早課午申做爲午課晚間臨睡時做爲晚課日三課爲常倘遇有事早晚兩課必不可少初做時一課二度三日後一課五度再三日後一課七度無論男婦皆宜惟孕者忌之

二六一—六五七

全圖說

全圖則理備化生之微更易見也天地本乎陰陽陰陽主乎動靜人身一陰陽也陰陽一動靜也動靜合宜氣血和暢百病不生乃得盡其天年如爲情欲所牽永違動靜過動傷陰陽必偏勝過靜傷陰陽必偏勝且陰傷陽無所成陽亦傷也陽傷而陰無所生陰亦傷也既傷矣生生變化之機已塞非用法以導之則生化之源無由啟也揉腹之法以動化靜以靜運動合乎陰陽順乎五行發其生機神其變化故能通和上下分理陰陽去舊生新充實五臟驅外感之諸邪消内生之百病補不足瀉有餘消長之道妙應無窮何須藉燒丹藥自有却病延年之實效耳